AF269718

LA CURACIÓN DE LOS
CHAKRAS
Y EL EQUILIBRIO
ENERGÉTICO

mediante la *atención plena*,
el *yoga* y el *ayurveda*

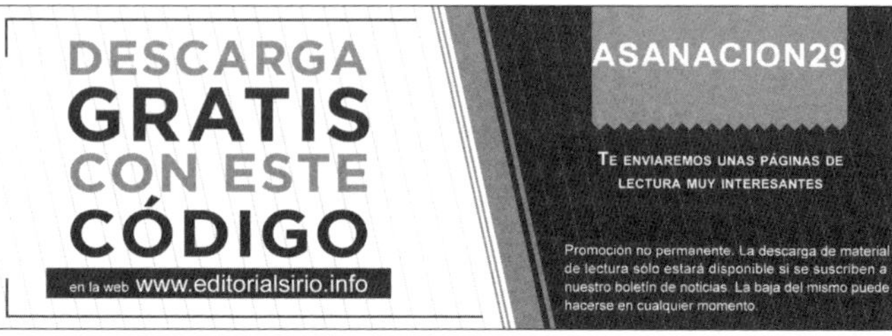

Título original: CHAKRA HEALING FOR VIBRANT ENERGY
Traducido del inglés por Antonio Gómez Molero
Diseño de portada: Editorial Sirio, S.A.
Maquetación de interior: Toñi F. Castellón

© de la edición original
2018 Michelle S. Fondin

© de la presente edición
EDITORIAL SIRIO, S.A.
C/ Rosa de los Vientos, 64
Pol. Ind. El Viso
29006-Málaga
España

www.editorialsirio.com
sirio@editorialsirio.com

I.S.B.N.: 978-84-18000-11-9
Depósito Legal: MA-1518-2020

Impreso en Imagraf Impresores, S. A.
c/ Nabucco, 14 D - Pol. Alameda
29006 - Málaga

Impreso en España

Puedes seguirnos en Facebook, Twitter, YouTube e Instagram.

Michelle S. Fondin

autora de
La rueda medicinal del Ayurveda

LA CURACIÓN DE LOS CHAKRAS Y EL EQUILIBRIO ENERGÉTICO

mediante la *atención plena*, el *yoga* y el *ayurveda*

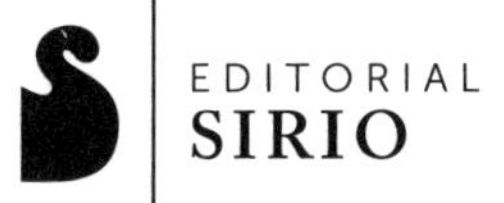

EDITORIAL SIRIO

Este libro está dedicado a la memoria de dos de los mejores maestros de todos los tiempos, el doctor Wayne W. Dyer y el doctor David Simon. Mientras escribía estas páginas los sentí a ambos conmigo. También les dedico este libro a todos los maestros que durante años me enseñaron en el Centro Chopra, como el doctor Deepak Chopra, Davidji y Claire Diab.

ÍNDICE

PRÓLOGO

En 1999, a los veintiocho años, supe que tenía cáncer de tiroides. Antes de eso, la palabra *chakra* apenas significaba nada para mí. Pero tras ese diagnóstico tan alarmante mi búsqueda de una curación se expandió rápidamente. Iba a tener en cuenta todas las posibilidades para sanar. Me impulsaba a ello un profundo deseo proveniente quizá de la intuición o de la experiencia de una vida pasada.

Comencé a investigar para encontrar la causa principal por la que había contraído cáncer. Sabía que si no cortaba la enfermedad de raíz, sin duda volvería a aparecer. Y con cerca de treinta años no podía permitírmelo, ya que siempre había pensado llegar a los cien.

En mi libro *La rueda medicinal del ayurveda: máxima salud y energía para tu cuerpo, mente y espíritu*,[*] describo los diversos descubrimientos gracias a los cuales me curé. La medicina alopática (convencional) jugó un papel, pero intuitivamente sabía que la respuesta estaba en las modalidades curativas alternativas. Cuando estaba investigando, sentada con un montón de libros de la biblioteca sobre medicina alternativa, abrí la obra de la doctora Christiane Northrup *Cuerpo de mujer, sabiduría de mujer* por una página que me cambió la vida. La página hablaba sobre los chakras y exploraba la curación a través de estos. Aquello fue decisivo porque justo en un momento en el que estaba replanteándome todos los aspectos de mi vida, sentí que ese nuevo enfoque centrado en los chakras podría ayudarme a averiguar por qué había enfermado.

En mi senda a la curación me ayudó mucho cambiar la alimentación, incrementar el régimen de ejercicio, meditar y mejorar mis relaciones. Sin embargo, lo que me dio una ventaja sobre los demás pacientes que sufren de cáncer y otras enfermedades de tiroides fue tener en cuenta los chakras.

Cuando estudié la glándula tiroides y su ubicación en el cuerpo, y aprendí sobre el quinto chakra, comencé a establecer conexiones entre mi enfermedad y los primeros veintiocho años de mi vida. Miré atrás y descubrí

---

* Editorial Sirio (2017).

que casi todas las enfermedades que padecí durante la niñez y los primeros años de la edad adulta giraban alrededor del área de la garganta. De niña, sufría a menudo de faringitis estreptocócica o amigdalitis; tanto es así que los médicos le insistieron a mi madre para que permitiera que me operaran y me extrajeran las amígdalas. Mi madre, que temía los efectos de la anestesia, nunca accedió.

Luego, a los diecisiete años contraje mononucleosis. Mis amígdalas estaban tan hinchadas que se tocaban en mitad de la garganta, obstruyendo la tráquea. Tuve un absceso en la garganta que me impedía respirar. Era tan grave que tuvieron que operarme solo para poder abrirla y permitirme así volver a respirar.

Mientras pensaba en todas las infecciones de garganta que había sufrido en esa época, vi con claridad que algo estaba muy mal y me bloqueaba literalmente ese área. Entre otras cosas, el quinto chakra es responsable de nuestra expresión verbal. Para mí, las enfermedades significaban que debía averiguar por qué no podía expresarme bien. Tuve que preguntarme: «¿Qué me impide decir lo que pienso?» y «¿Por qué siento que no puedo hablar?».

Sin entrar en muchos detalles, lo que aprendí fue que las circunstancias en las que me crie, combinadas con el hecho de ser una niña muy sensible, no me habían permitido contar con un espacio seguro para expresarme verbalmente. En la edad adulta tuve que aprender esta habilidad. Creo que de no haber aprendido esta importante lección a través de los chakras, no me habría curado por completo. Si no hubiera prestado atención a la sabiduría de mi cuerpo, ciertos patrones que parecían repetirse a menudo a lo largo de mi vida habrían seguido resurgiendo.

La curación de los chakras, de naturaleza espiritual y energética, puede ser una maravillosa contribución para ayudarte a entender las complejidades de tu salud, tal como sucedió en mi caso. En las etapas crónicas o avanzadas de una enfermedad, la curación de los chakras puede ayudarte a acelerar tu recuperación desbloqueando las áreas enfermas de tu cuerpo.

A diferencia de Santa Claus o el Ratoncito Pérez, no hace falta que creas ciegamente en los chakras para recibir los beneficios de una práctica curativa basada en ellos. Es verdad que creer ayuda y es probable que te haga profundizar más en la eliminación de obstrucciones, pero ser consciente de los chakras puede tener el mismo efecto. Hay muchas cosas que no vemos que son reales: los sentimientos, las emociones, los pensamientos, las conexiones de los móviles, el aire... Un buen ejemplo de esto es la historia real de mi viaje espiritual a través de la salud alternativa que viene a continuación.

En 2005, contraje lo que parecía ser un virus letal o una infección renal. Tenía mucha fiebre, me dolía el cuerpo y sentía fuertes dolores punzantes en los riñones. Haciendo acopio de toda la energía que me quedaba, fui al médico. Tras explicarle mis síntomas, me sometieron a unas pruebas de análisis de sangre. Me encontraba tan débil que me dejaron dormir en la sala de pruebas durante una media hora, y luego me enviaron a casa. A los pocos minutos de llegar, el médico me llamó con los resultados del análisis de sangre. Me dijo que estaban llamando al hospital Fairfax y que tenía que acudir inmediatamente a urgencias. Me explicó que tenía un nivel tan elevado de enzimas hepáticas que temía que pudiera tratarse de algún tipo grave de hepatitis. Estaba perpleja y seguía sufriendo un dolor insoportable. Le pedí a mi marido que me llevara a urgencias.

Era un viernes por la noche y la sala estaba atestada de pacientes, así que tuve que esperar, con fiebre y dolores de espalda. No me hacía mucha gracia la posibilidad de tener alguna enfermedad hepática, y decidí sentarme y meditar sobre mi hígado y su curación. Esperé y medité, esperé y medité, esperé y medité. Durante unas tres horas visualicé a mi hígado con caras felices (¿conoces esos emoticonos amarillos sonrientes?) en cada célula. Me imaginé a todas las células del hígado saludables, felices y sanas. No se me ocurría nada más que pudiera hacer. Cuando el personal médico me llamó finalmente, tras ver los resultados de los análisis de sangre que me habían realizado, me colocaron enseguida una vía intravenosa.

No estoy segura de lo que pretendían hacer, pero estaban preparándose para realizar algún tipo de intervención. Sin embargo, antes de operar decidieron hacerme otro análisis de sangre. Los resultados mostraron que mis enzimas hepáticas habían vuelto a un nivel normal. Me quitaron la vía intravenosa y me enviaron a casa. Aún más impresionante fue comprobar que la fiebre y el dolor habían desaparecido y me sentía bien.

¿Me curé espontáneamente al controlar mis pensamientos? Eso creo. ¿Es posible que algo no físico, como la meditación y la visualización, pueda alterar lo físico? Una vez más, creo que esa fue la causa principal de mi curación. ¿Es posible que el análisis de sangre estuviera mal y que el laboratorio confundiera mi sangre con la de otro paciente? Es posible pero no probable. Mi médico estaba tan desconcertado como yo. Vio lo que vio en el laboratorio: lo enferma que estaba y mis síntomas agudos. Sin embargo, aquel día salí del hospital sin un solo síntoma y con la sangre tan limpia como si nunca hubiera estado enferma.

Mi deseo es que adoptes esta poderosísima forma de curación. Los chakras tienen una cualidad mágica. Cuando empieces a leer y aprender sobre ellos, te sentirás cada vez más saludable. Te deseo un mágico viaje, amigo mío. *Namasté*.

INTRODUCCIÓN

Profundizar en el mundo de los chakras es como aprender una nueva lengua. En cierto sentido, lo es. Aprenderás muchas nuevas palabras en sánscrito, la antigua lengua de la India. Pero también te sumergirás en toda una filosofía. Toda la nueva terminología que encontrarás en esta introducción puede parecerte abrumadora, pero no te preocupes, explicaré detalladamente los conceptos a lo largo de todo el libro. Además, siempre puedes recurrir al glosario, en las últimas páginas, para saber lo que significa un término.

¿QUÉ ES UN CHAKRA?

Los chakras son los centros de energía del cuerpo. La palabra *chakra* significa «rueda» o «disco». Imagínate los chakras como vórtices de energía que giran en espiral. Todo está compuesto de energía e información. Todas las cosas emanan del movimiento y de la vibración. Los siete chakras principales se alinean a lo largo de la columna vertebral, comenzando por la base de la columna y ascendiendo hasta llegar a la coronilla.

En los antiguos textos indios llamados Vedas, aprendemos que el cuerpo físico se compone de cinco grandes elementos a los que se denomina *mahabhutas*. Esos cinco elementos son el espacio (*akasha*), el aire (*vayu*), el agua (*jala*), el fuego (*tejas*) y la tierra (*prithivi*). Los elementos son los pilares de la naturaleza y por lo tanto forman también nuestros cuerpos.

Los textos antiguos explican que también tenemos un cuerpo sutil, cuya naturaleza no es física ni energética. El cuerpo sutil se rige por el prana, o fuerza vital de la vida. El prana circula por todo el cuerpo y la mente. Es responsable del flujo de energía e información. En el cuerpo sutil, el prana fluye a través de canales llamados *nadis*. Los nadis son canales circulatorios que recorren el cuerpo, como las venas, las arterias, el sistema respiratorio, el sistema nervioso, el sistema digestivo, el sistema excretor y el sistema reproductivo. Imagínatelos como las autopistas de información de tu mente, cuerpo, alma y espíritu, lo mismo que Internet es la autopista de la información para tu navegador.

Si tienes dificultades para comprender el concepto del cuerpo sutil, reflexiona sobre tu mente y tus pensamientos. Los pensamientos son entidades inmateriales. Sin embargo, pregunta a cualquiera que piense (y aquí nos podemos incluir todos), y te dirá que los pensamientos son bastante reales. Los científicos han podido identificar las áreas del cerebro donde se originan o ocurren los pensamientos, pero abre una cabeza humana y no encontrarás ningún pensamiento. Según los textos védicos, la mente, el intelecto y el ego también residen dentro del cuerpo sutil.

Ahora volvamos al ejemplo de Internet. Cuando quieres información, la quieres enseguida, ¿verdad? Estás investigando para un informe de trabajo o un proyecto escolar, o para saberlo todo sobre un chico con el que quieres salir, y no quieres pasarte la vida esperando. Durante los primeros años de Internet, cuando la conexión del módem era de acceso telefónico, podías iniciar sesión, ir al baño o a tomar una taza de café, hacerte las uñas, y luego, por fin, vibraba en tus oídos, cansados de esperar, la voz de AOL que te anunciaba que la conexión estaba lista. Pero hoy en día, en el mundo de los cables de fibra óptica y wifi, la información viene prácticamente tan pronto como escribes la pregunta. Y si no es así, te frustras.

Para que tu cuerpo funcione a un nivel óptimo, los canales a través de los que viaja la información han de estar abiertos para que esta llegue rápidamente a su destino. Si están bloqueados, o si hay una anomalía que hace que la información se concentre en un área determinada, no recibirás la información que buscas en el momento en que la necesitas. Así que los nadis son las carreteras o los cables de fibra óptica y el prana es el paquete de información que hay que transportar.

En total, tenemos alrededor de ochenta y ocho mil chakras en el cuerpo y los siete chakras principales son los centros de información. Reúnen información sobre ciertos aspectos de tu cuerpo, mente, espíritu, salud y vida. Cuando la energía que fluye a estos chakras es la adecuada, reciben toda la información que cada uno de ellos necesita para realizar su función única.

Tu cuerpo, como una autopista, está constantemente en movimiento, cambiando, creciendo y modificándose por influencias externas. Aunque tu intención sea mantener el fluir de la energía y la información por el cuerpo en todo momento, es posible que tu estilo de vida, tus experiencias y las influencias externas lo dificulten. Afortunadamente ciertas prácticas pueden ayudar a mantener abiertos estos canales permitiendo que la información fluya libremente. En este libro aprenderás lo que necesitas para alcanzar esta meta con rapidez y facilidad.

LA FILOSOFÍA DE LOS CHAKRAS

El concepto de los chakras proviene de antiguos textos indios de la tradición tántrica. El tantra es una importante filosofía laica de gran complejidad. Los textos tántricos no forman parte de los textos indios más conocidos, los Vedas, de donde surge el ayurveda.

En Occidente tendemos a asociar la palabra *tantra* con el sexo. Sin embargo, pese a que el sexo se menciona en los textos tántricos, se supone que se reserva como una práctica destinada a los practicantes más avanzados de yoga. El objetivo principal del tantra es explorar los misterios profundos de la vida y alcanzar la liberación dentro de los confines de este mundo.

La palabra *tantra* significa «tejer». El tantra es el proceso de «coser» el cuerpo, con su gran sabiduría, a la mente, que posee un poder inmenso. Al prestar atención a la sabiduría del cuerpo y aprovechar el poder de la mente puedes descubrir la enorme belleza de la vida en este mundo y alcanzar la maestría de ti mismo.

Ciertamente merece la pena explorar el simbolismo y las historias de los chakras, con sus deidades y su misticismo, que son bellos, coloridos y complejos. En aras de la brevedad, te enseñaré los fundamentos del sistema de chakras. Las palabras extranjeras que utilizo provienen del sánscrito. Esta es una lengua prácticamente muerta; sin embargo, su riqueza consiste en que en ella se encuentran las raíces del lenguaje, ya que muchas palabras actuales tienen su origen en términos sánscritos.

LA UNIÓN DE TANTRA, AYURVEDA Y LOS *YOGA SUTRAS*

Para alcanzar una comprensión intelectual del viaje a los chakras, es importante conocer algo sobre la historia de sus orígenes. Según los *Upanishads*, una colección de antiguos textos hindúes, *purusha* (el espíritu) es pura conciencia universal. Purusha carece de forma y es inmutable. A partir de purusha se crea *prakruti*, es decir, la materia física. Prakruti está sujeto a cambios y a la influencia de la causa y el efecto. Todo es una creación de purusha: el sol, la luna, las estrellas, los planetas, los árboles, los animales y los seres humanos. Por lo tanto, cada ser viviente contiene la esencia misma del Creador. En cierto sentido, esta filosofía no es muy diferente de la visión judeocristiana de Dios expresada en Génesis 2: 7: «E insufló en su nariz el aliento de la vida, y el hombre se convirtió en un ser vivo».[1]

Según los *Yoga Sutras* de Patanjali, el texto fundamental de la filosofía del yoga, nuestro objetivo principal en la vida es encontrar el camino de vuelta a la autorrealización. El prefijo *auto* del término *autorrealización* no hace referencia a nuestro yo individual con nuestra personalidad única y nuestro cuerpo individual, sino más bien al despertar del Yo con Y mayúscula, del que surgimos.

Teniendo en cuenta que venimos a este mundo con estos cuerpos, aparentemente desconectados de nuestro Creador, ¿cómo hacemos para despertar?

El sabio del siglo II Patanjali explica en los *Yoga Sutras* que tenemos que lidiar con las tres fuerzas psíquicas de la mente llamadas *gunas*, que gobiernan la parte subconsciente de todo prakruti. Los tres gunas son *sattva*, *rajas* y *tamas*.

Sattva es equilibrado, puro, pacífico, alerta, despejado y lleno de luz.

Rajas es la energía activa en movimiento que es siempre cambiante.

Tamas es la inercia, la descomposición, la pesadez, la torpeza, la oscuridad y la obstrucción.

Estas tres cualidades de prakruti son necesarias en nuestras vidas en diversos momentos. Por ejemplo, tu práctica espiritual es sáttvica y en tu día a día hay un momento y un lugar para ella. Cuando tienes que trabajar y alcanzar metas, te hace falta energía rajásica. Por la noche, cuando tienes que dormir, necesitas *tamas* para poder descansar.

Además de los tres gunas, el ayurveda nos enseña que tenemos tres tipos de cuerpo-mente, o *doshas*, que se manifiestan a partir de los cinco grandes elementos. Los tres doshas son *Vata* (espacio y aire), *Pitta* (fuego y agua) y *Kapha* (agua y tierra). Cada uno de nosotros tiene su propia composición única de los tres doshas, que crea sus fortalezas y puntos débiles.

A través del conocimiento de los tres gunas y los tres doshas, podemos empezar a explorar nuestro cuerpo, nuestra mente y la vida en la Tierra y comenzamos a avanzar hacia la autorrealización.

Comoquiera que los chakras forman parte de nuestros cuerpos físicos y sutiles, también están influenciados por los gunas y los doshas. El primer objetivo que nos encontramos en la búsqueda de la autorrealización es vivir una vida equilibrada. Como enseña el tantra, nuestra meta no es negar el cuerpo y la esfera física, sino aceptarlos plenamente y sacarles todo lo bueno que podamos mientras avanzamos por la senda que nos llevará al estado de iluminación que en la filosofía yóguica se conoce como *moksha* o liberación.

Cuando dejes de estar constreñido por los límites de los gunas y la naturaleza vacilante y cambiante de los doshas, y puedas moverte abiertamente y sin problemas a través de los chakras, habrás alcanzado la iluminación.

Imagínate cómo sería estar enamorado de todos los aspectos de tu humanidad. La verdadera liberación es cuando el amor emana continuamente de tu ser. Estás enamorado de cada momento y despierto al regalo que te brinda. Nada es una carga, porque todo es luz, amor y ser infinito. No necesitas estar en ningún lugar ni hacer nada; esta conciencia está siempre contigo. Porque tú eres ella y ella es tú. Eso es lo que todos hemos venido aquí a lograr.

DESPERTAR LA ENERGÍA DE LA KUNDALINI

Según los textos tántricos, tenemos alrededor de setenta y dos mil nadis o canales circulatorios, en el cuerpo, que transportan prana. En nuestro estudio de los chakras nos centraremos solo en el *Shushumna nadi*, el *Ida nadi* y el *Pingala nadi*. El Shushumna nadi es el canal de energía que comienza en la base de la columna vertebral en el área del primer chakra. Es donde la *Kundalini Shakti* (la energía creativa) se asienta como una serpiente, enrollada en tres anillos, esperando para saltar a la acción y despertar los chakras. El Shushumna nadi recorre la columna vertebral en un canal que se extiende por detrás de la médula espinal hasta la coronilla en el séptimo chakra. Desde la base del Shushumna nadi surgen otros dos nadis, el Ida nadi y el Pingala nadi. El primero es de naturaleza lunar: pasivo, gentil y femenino. El segundo es solar: cálido, estimulante y masculino. El Ida nadi comienza y termina en el lado izquierdo del Shushumna nadi y el Pingala nadi comienza y termina en el lado derecho. Los nadis Ida y Pingala se cruzan en cada chakra, y estos tres nadis se reúnen en el sexto chakra o tercer ojo. Los nadis Ida y Pingala se alternan en el dominio del cuerpo. En general, el Ida domina el lado derecho del cerebro y el Pingala el izquierdo.

La energía kundalini se despierta por medio de la purificación del cuerpo y la mente. Hay muchas prácticas para limpiar el cuerpo físico, entre ellas seguir una dieta equilibrada, abstenerse de sustancias impuras, la desintoxicación a través de prácticas ayurvédicas diarias como el raspado de la lengua y el lavado nasal con una olla Neti* y *Nasya*, y las prácticas de purificación estacional ayurvédicas de *panchakarma*, o cinco acciones. Además, hay que practicar asanas (posturas físicas, lo que

---

* N. del T.: *Neti pot*, un recipiente para la irrigación de los senos nasales.

en Occidente se conoce generalmente como «yoga») y *pranayama* (técnicas de respiración). La purificación de la mente viene con la práctica de las ocho ramas del yoga: *yamas*, *niyamas,* asanas, *pranayama*, *pratyahara*, *darana*, *dhyana* y *samadhi*.

En los capítulos siguientes describiré muchas de estas técnicas en lo que respecta a cada chakra.

COMPRENDER LA NATURALEZA DUAL DE LOS CHAKRAS Y DE LA VIDA MISMA

En este mundo de dualidad, donde todo tiene su opuesto, debemos esforzarnos por entender ambas partes. Puede ser perjudicial tener solo luz sin oscuridad, solo vigilia sin sueño y solo estómagos llenos sin hambre. Mediante las pruebas y tribulaciones por las que atravesamos en nuestro periplo terrenal, buscamos mejorar lo placentero y tratar de reducir al mínimo lo molesto. Sin embargo, vivir una vida equilibrada consiste en admitir ambas partes. Cuando miras atrás al pasado, puedes notar la belleza inesperada que brotó y floreció en los momentos de lucha y angustia. Por ejemplo, puede que conocieras a tu marido cuando tuviste un pinchazo en la carretera y él se ofreció a cambiarte la rueda. O tal vez superaste una adicción y ahora ayudas a otros a superar adicciones y a vivir vidas sobrias y equilibradas.

A menudo, cuando estamos en un viaje espiritual, queremos el resultado de la iluminación y la conexión espiritual sin entender cuál fue nuestro origen. Naciste en el reino físico a través de tu madre terrenal. Elegiste esta encarnación y no hay nada malo en ello. Cuando aceptaste venir aquí, te comprometiste a cumplir ciertas obligaciones, llamadas *dharma*, y a asumir unas determinadas responsabilidades. A menos que aceptes plenamente la naturaleza dualista de tu existencia en esta vida, seguirá costándote alcanzar las alturas espirituales que buscas.

En cada chakra, como en la vida, hay dos estados posibles: un estado equilibrado y un estado de exceso o agotamiento, lo que indica un desequilibrio. Como las lecciones de la vida nos han enseñado, tanto el exceso como la falta de algo pueden ser perjudiciales y malsanos. Quizá hayas oído la expresión «el dinero es la raíz de todos los males». Implica que tener demasiado dinero y acapararlo puede ser perjudicial. Y tener muy poco dinero, que lleva a la escasez, la pobreza, el robo, el hambre y la depresión, también puede ser desastroso. Ambos extremos pueden llevarte a una vida que no deseas.

Un amigo astrólogo me hizo una lectura el pasado otoño. Nunca antes había visto una perspectiva tan interesante y veraz en una lectura astrológica. En mi carta astral tengo un aspecto desfavorable del planeta Saturno, que es omnipresente en mi vida. Si estás familiarizado con la astrología, entenderás por qué nadie quiere que este astro aparezca e interfiera continuamente en su vida. Saturno es un planeta enorme, de movimiento lento que puede crear retrasos, reducir el potencial y ser un gran obstáculo para lograr objetivos. Tal y como me explicó mi amigo, este planeta también tiene anillos, que crean vínculos. Me puso el ejemplo de una alianza de bodas que te une simbólicamente a tu pareja y te impone un cierto número de restricciones. Así que mientras me daba esta «mala noticia», yo pensaba: «¡Maldita sea! Por eso me he pasado tanto tiempo sin levantar cabeza». Pero en ese momento me mostró otra perspectiva, la cara opuesta de Saturno.

Mi amigo me contó que aunque Saturno crea obstáculos y retrasos, también tiene un lado positivo. Por ejemplo, uno de sus aspectos es que puede darte humildad e inclinarte a ser modesto ante los demás y a no ser prepotente. Saturno puede empujarte a poner manos a la obra y hacer cosas, como investigar para un trabajo trimestral o escribir un libro. Puede proporcionarte la disciplina necesaria para concentrarte en pintar un cuadro o construir una casa. En otras palabras, me mostró el lado bueno de Saturno.

Luego me enseñó a trabajar con Saturno en lugar de luchar contra él. Me sugirió que cuando lo viera aparecer con sus retrasos, sus puertas cerradas y sus rocas aparentemente inamovibles, le diera la bienvenida, le ofreciera una taza de té y le agradeciera su sabiduría. Me explicó que cuanto más lo aceptara como parte de mi vida, más me ofrecería sus dones.

Como resultado de mi aceptación, fui capaz de ver con otra perspectiva una fuerza que creía que me estaba destrozando la vida. Ahora es una fuente de fortaleza para mí.

Los chakras, especialmente los tres primeros, que son los chakras de la materia, funcionan del mismo modo. A menudo cuando se nos presentan los aspectos de los chakras, vemos únicamente su lado difícil o los desequilibrios que provocan. Queremos pasar a toda prisa por los tres primeros y llegar a los chakras más espirituales. Es importante recordar las bendiciones de cada chakra, incluso cuando tengamos dificultades con ellos. El poder viene de aceptarlos y ser conscientes de su belleza. Lo que consideramos la fealdad de la existencia humana es también lo que nos brinda alegría.

Esto me recuerda una frase que leí una vez: «La risa es como cambiar el pañal de un bebé; no resuelve nada, pero seguro que mejora la situación». Si has cambiado pañales alguna vez, lo sabrás. El acto de limpiar al bebé, aplicarle una loción y ponerle un pañal limpio es parte de esta existencia humana en ocasiones maloliente. Es más, sabes que dentro de unas pocas horas vas a tener que volver a hacerlo otra vez. Pero ¿a que huele maravillosamente ese bebé? Y, gracias a esta experiencia mundana y un tanto grosera, tienes magníficos recuerdos de abrazarlo, acurrucarte a su lado y disfrutarlo. Eso es dualidad.

MOTIVOS POR LOS QUE LOS CHAKRAS PUEDEN BLOQUEARSE

Un chakra bloqueado significa que la energía está atascada u obstaculizada. Piensa que es como una arteria bloqueada. Para que la energía y la información puedan fluir, los canales a través de los cuales fluyen han de permanecer abiertos. Si las carreteras están bloqueadas por el tráfico, tendrás dificultades para llegar a tiempo al trabajo. Del mismo modo, los chakras no pueden funcionar a niveles óptimos cuando las vías están obstruidas. Estas obstrucciones pueden ser físicas, emocionales, psicológicas, espirituales, kármicas o energéticas.

Las obstrucciones pueden ser físicas, en el sentido literal, como cuando hay depósitos de grasa en las arterias, un tumor, un quiste o un exceso de sustancias de desecho. Podemos crear obstrucciones en el cuerpo físico debido a una dieta deficiente, la falta de ejercicio o el sobreesfuerzo y el estilo de vida, como en los casos de exceso de trabajo, consumo de drogas o falta de sueño.

Los bloqueos de los chakras también pueden ser emocionales o psicológicos, como las emociones acumuladas del pasado o las afecciones mentales como la ansiedad, la depresión o la adicción. Acumulamos toxinas emocionales y residuos procedentes de no procesar y digerir adecuadamente las emociones y las experiencias. Estas toxinas bloquean el flujo de energía de los chakras.

Los bloqueos pueden ser asimismo de naturaleza espiritual. Pueden venir de fuerzas espirituales externas o internas. Si nos negamos a honrar el lado espiritual de quienes somos, bloqueamos los chakras superiores. Tener una espiritualidad rígida y estricta también puede restringir el flujo de energía. Recuerda que ya se trate de fuerzas externas o internas, pueden crear daños si no eres consciente de ellas.

Las obstrucciones también pueden venir de nuestro karma. La palabra *karma* en sánscrito significa literalmente «acción». En la vida realizamos acciones que son buenas o nutritivas, malas o dañinas, o neutras. Un ejemplo de una buena acción podría ser donar dinero a una institución benéfica. Una mala acción sería mentir o engañar a propósito. Una acción neutra puede ser hacer la cama (que, si profundizamos en ella, también podría considerarse una buena acción, dependiendo de las circunstancias).

En Oriente, ciertas religiones y filosofías se adhieren al principio de que acumulamos karma durante todas las vidas y lo llevamos con nosotros en nuestra vida actual. La definición de karma, en este sentido, asume la creencia en la reencarnación y afirma que el karma no consiste únicamente en la acción realizada, sino también en las consecuencias de esa acción. Llevar un karma nos puede favorecer en nuestra vida actual. El mal karma es una deuda que debemos pagar en esta vida o en vidas futuras.

Tanto si crees en la reencarnación o en la explicación del karma como si no, puedes aprender a valorar y comprender el concepto. ¿Alguna vez has oído decir a alguien que lo persigue la mala suerte? La mala suerte puede tener más que ver con pagar una deuda kármica de lo que ni siquiera sospechan. Seguramente conoces los refranes: «El que siembra vientos recoge tempestades» y «Se cosecha lo que se siembra». Estas expresiones explican la esencia del karma. A menudo pensamos que el karma tiene connotaciones negativas. Pero ten en cuenta que puedes acumular buen karma a través de buenas acciones o servicio a los demás.

Por último, los bloqueos pueden ser energéticos. Hablé un poco sobre bloqueos energéticos cuando te conté lo de mi carta astrológica. Somos parte de este planeta, de nuestro sistema solar y del universo. La influencia de la energía y los elementos de la Tierra, así como de la energía del sol, la luna y los planetas de nuestro sistema solar, es intensa e innegable. El ayurveda, el sistema médico tradicional de la India con una antigüedad de cinco mil años, reconoce estas fuerzas energéticas y señala su valor como medio de curación. Puedes obtener más información sobre el ayurveda en mi libro *La rueda medicinal del ayurveda: máxima salud y energía para tu cuerpo, mente y espíritu.*

El ayurveda se basa en los principios de los cinco elementos —el espacio, el aire, el fuego, el agua y la tierra—, que trabajan juntos para crear los tres doshas, o tipos de mente-cuerpo, de Vata (espacio y aire), Pitta (fuego y agua) y Kapha (agua y tierra). Estos elementos y los tipos de mente-cuerpo son importantes para poder reconocer los bloqueos de energía dentro del cuerpo y los chakras. Ser consciente de ellos te aportará más herramientas para la curación de los chakras y te proporcionará una autopista de alta velocidad para generar el flujo de energía.

LA CONSCIENCIA

En cualquier práctica espiritual, la consciencia es la primera clave para despertar. Al terminar las vacaciones, cuando te das cuenta de que no te entran los vaqueros y te pesas, te vuelves consciente de que tendrías que adelgazar. Sin esta consciencia, no harás nada para cambiar. Consciencia significa salir de la oscuridad y entrar en la luz. La gran mayoría de las veces cuando nos abrimos a la consciencia es por nuestro propio bien en ese momento. Sin embargo, en ocasiones nos da miedo de lo que podemos encontrar. Despertar puede significar encontrarnos en un lugar donde no queremos estar. Consciencia puede significar ver el lío que debemos arreglar. Algunas veces nuestra amiga consciencia es como una bofetada en la cara que no nos sienta muy bien. Entonces viene nuestra amiga negación y nos persuade para que volvamos a lo que nos hacía sentir bien aunque quizá no sea lo apropiado.

Eres humano. Tienes un cuerpo físico, un cuerpo emocional y un cuerpo energético. También eres un espíritu con una existencia espiritual que ahora mismo está limitada por un cuerpo. El despertar solo puede producirse al aceptar la totalidad. Sin embargo, nuestra otra amiga, la mente, aparece también y trata de convencernos de que una manera es mejor que otra. Por ejemplo, la mente intenta decirnos: «Si hubieras tenido mejores padres, ahora tu situación financiera sería mejor». Y entonces viene el ego y añade su aportación: «Sí, y si tu jefe te tratara mejor, podrías haber conseguido el aumento que te mereces». Así que todas estas partes crean lo que eres, y el equilibrio consiste en aceptar cada una de ellas.

Conforme trabajas con los chakras, surgirán cosas. Los agravios, el dolor, las aflicciones pasadas y los malestares del presente alzarán la voz y se mostrarán ante ti. Esto es bueno y es lo que necesitas para sanar. Por supuesto, no hace falta que los aceptes inmediatamente. Solo sé consciente de ellos. Nótalos. Salúdalos. Míralos como verías una película en una pantalla. A veces basta con la consciencia para curar lo que te aflige.

EQUILIBRAR TUS CHAKRAS

Tu exploración de la curación a través de los chakras puede proporcionarles una capa de belleza y profundidad a tu salud y tu bienestar. Imagina que vas a elegir una tarta nupcial. Probablemente te bastaría con una de bizcocho con glaseado blanco. Pero la belleza aparece cuando un maestro pastelero vierte chocolate fundido en el centro, dispone las capas de la tarta de manera creativa, le añade una decoración refinada a cada una y lo remata con una cobertura que te deja con la boca abierta. Entonces tienes una obra de arte que puedes exhibir en tu boda en lugar de una sencilla tarta de una sola capa. La complejidad de esa tarta nupcial refleja la profundidad de las capas de un matrimonio y la magia de su comienzo en la celebración de boda.

Las capas de tu salud no son diferentes. Puedes centrarte en el cuerpo físico y recurrir a la medicina alopática u occidental cuando te encuentres mal. O puedes centrarte en la salud preventiva a través de la dieta, el ejercicio, el yoga, la meditación y otras prácticas curativas como la sanación emocional y espiritual.

Te proporcionaré herramientas para equilibrar los siete chakras principales, con un capítulo dedicado a cada chakra. Para cada uno de los chakras te ofrezco descripciones de las técnicas de pranayama (respiración) y posturas de yoga. Puedes ver las demostraciones de todas ellas en mi canal de YouTube: www.youtube.com/c/MichelleFondinAuthor. Mientras curas tus chakras, practica estas posturas una vez por la mañana y otra por la noche. También incluyo recomendaciones dietéticas, una meditación guiada, pensamientos sobre los que reflexionar durante el día y otras áreas que puedes explorar para la sanación emocional y espiritual, con prácticas como la oración, la visualización y los cánticos. Asimismo ofrezco sugerencias para llevar tu sanación energética un paso más allá a través del trabajo con los colores y las gemas: puedes vestir del color del chakra que estás sanando y llevar contigo durante todo el día el cristal o la gema asociados con ese chakra.

A través de estas prácticas puedes curar tus chakras en siete días. Puedes repetir estos siete días durante un año, profundizando en tu consciencia y en tu curación cada semana. O puedes dedicar tu práctica a un chakra cada mes durante siete meses. También puedes ir a tu propio ritmo, pasar más tiempo en ciertos chakras que en otros, según sea necesario. No hay una única manera de llevar a cabo esta práctica curativa que sea la mejor. Sé que muchos sois estudiantes aplicados y disciplinados y trataréis de seguir todas las sugerencias de cada capítulo. En lugar de intentar hacerlo todo en un día, fijaos en qué prácticas curativas os atraen más y haced esas primero. Si se lo permitís, vuestra intuición os mostrará el camino.

Como sucede con la práctica de las asanas de yoga, para curar con los chakras no hace falta adherirse a ninguna religión, secta o creencia espiritual determinadas. Solo es necesario estar abierto a la sabiduría interior de tu cuerpo y al campo de energía que te rodea. Ahora es el momento de preguntarse: «¿Cómo puedo sintonizar con mi campo energético?». La respuesta es que ya estás sintonizado con él.

¿Alguna vez has entrado en una habitación llena de tensión y has sentido que la atmósfera era tan espesa que se podía cortar con un cuchillo? ¿O has notado un torrente de energía al entrar en un estadio deportivo o en un concierto de *rock*? Estás percibiendo energía continuamente, pero no sueles ser consciente de que la sientes.

La expansión de tu percepción se produce naturalmente como resultado de la práctica espiritual. A medida que pasas por la vida en este plano físico, te acostumbras a una visión limitada, solo ves lo que está en tu camino. Todos lo hacemos, es la manera que tienen nuestros cerebros de filtrar el «ruido» para que no nos pasemos todo el tiempo distraídos. Sin embargo, esto no resulta tan útil cuando se trata de tu salud y tu bienestar. Una perspectiva amplia es una ventaja y te permitirá notar cambios sutiles en tu cuerpo.

Por último, puede ser útil observar las dolencias asociadas con cada uno de los chakras. Cuando estaba enferma de cáncer de tiroides, mi curación se produjo, en última instancia, al explorar con atención el quinto chakra. Creo que todas las enfermedades son mensajes del cuerpo que indican que algo está mal. Al examinar las enfermedades que quizá estés sufriendo, puedes observar con mayor profundidad para averiguar qué chakra está desequilibrado. Tomar medicamentos o extirpar un tumor o incluso un órgano o parte del cuerpo podría ser necesario para detener la propagación de la enfermedad, pero no te ayudará a llegar a la raíz del problema. Para conseguir la curación total y absoluta es importante tener en cuenta el porqué. A veces no obtienes una respuesta. Pero a menudo sí. Al equilibrar los chakras aprendes a escuchar tu intuición, esa voz tranquila y suave que hay dentro de ti, y esta te proporcionará un conocimiento interior de cómo sanar.

EL CHAKRA RAÍZ

Muladhara

ELEMENTO: tierra (*prithivi*)
COLOR: rojo
MANTRA: *LAM*

Nuestro viaje comienza en la base de la columna vertebral con el primer chakra, Muladhara. La palabra *muladhara* significa 'fundación' o 'base' y viene de los dos términos en sánscrito *me*, que significa 'base', y *adhara*, que significa 'apoyo' o 'cimiento'. Este es el primero de los tres chakras elementales o materiales del cuerpo y es el más grueso y denso de los siete. Aunque está asociado con nuestro ser en su estado más básico, no es menos importante que los demás chakras en nuestro viaje. De hecho, es el chakra primario y fundamental que debemos equilibrar para disfrutar de nuestro tiempo aquí en la Tierra.

El elemento de Muladhara es la tierra, o *prithivi* en sánscrito. Estamos sujetos a la tierra por medio de la gravedad. Todo lo que hacemos para permanecer en la tierra se encuentra aquí. Piensa en la palabra *supervivencia*. Tenemos que encontrar refugio, comer, dormir y procrear. Hemos de proteger nuestro medioambiente, incluidas la naturaleza y la madre Tierra. Debemos encontrar trabajo y ganar dinero para satisfacer nuestras necesidades. Tenemos que obedecer las leyes de la naturaleza, nuestro entorno y la sociedad.

En el cuerpo, el primer chakra se encuentra en el centro del perineo e incluye el coxis (la rabadilla), la pelvis, la base de la columna vertebral y las tres primeras vértebras lumbares. El sentido asociado con el primer chakra es el olfato y el órgano del sentido es la nariz.

El color que atribuimos al chakra base es rojo profundo. El mantra, o sonido *bija* (semilla) que entonamos para el primer chakra es *LAM*.

LAS AFECCIONES DEL PRIMER CHAKRA

Mientras que el elemento tierra gobierna el primer chakra, las afecciones que se producen con su desequilibrio se asemejan a las mismas enfermedades o desequilibrios que ocurren con el tipo de cuerpo-mente ayurvédico Vata, que no se rige por la tierra sino por el espacio y el aire. Como puedes deducir, los elementos del espacio y el aire son polos opuestos del elemento tierra. Por lo tanto, la curación puede comenzar cuando reintegras el equilibrio al elemento tierra a través del enraizamiento adecuado para contrarrestar el exceso de espacio y aire.

Los bloqueos u obstrucciones del primer chakra pueden consistir en estreñimiento, hemorroides, ciática, artritis degenerativa, problemas de rodilla, obesidad, anorexia nerviosa u otros trastornos alimentarios, ansiedad, miedos, pesadillas y psicosis. Casi todos estos síntomas y trastornos están directamente relacionados con los desequilibrios en el Vata dosha o tipo de mente-cuerpo compuesto de espacio y aire. La obesidad sería la única afección de esta lista causada por una cantidad excesiva del Kapha dosha, que se compone de agua y tierra.

LA ENERGÍA DEL PRIMER CHAKRA: SÓLIDO COMO UNA ROCA

La energía del primer chakra es vital para nuestra existencia. Es una energía descendente que nos motiva y nos da estabilidad. En el cuerpo, la energía del primer chakra gobierna la estructura de los huesos, los pies, las piernas y el intestino grueso para digerir los alimentos. Todo lo que comemos viene de la tierra y su energía. Las casas que construimos y las estructuras que disfrutamos, como bibliotecas, cines y rascacielos, vienen de la energía del primer chakra. La gravedad nos mantiene en comunión con nuestro planeta. El arte de manifestar emana de la aceptación de nuestra existencia material.

Tamas es el tipo de energía que gobierna muladhara. La energía tamásica es lenta, apagada, inerte. El dosha ayurvédico que domina el primer chakra es Kapha, que se compone de los elementos agua y tierra.

Una sobreabundancia de energía tamásica puede volverte lento, perezoso y obeso, y hacer que te duermas en los laureles. Sin embargo, una mujer embarazada necesita *tamas* durante la gestación. Tiene que enraizarse, bajar el ritmo, dormir la siesta más a menudo, reducir sus actividades y comer más. Lo mismo sucede con las estaciones. El invierno es una estación tamásica en la que aparentemente no sucede nada y da la impresión de que la naturaleza está inactiva. Los animales hibernan. La hierba y los árboles dejan de crecer. Pero este periodo de descanso es necesario para el estallido de actividad de la primavera.

La energía de Kapha es parecida a la energía tamásica. Una persona con un Kapha sano está centrada y es lenta, metódica, humilde y pragmática. Los bebés pasan por una fase Kapha para poder experimentar plenamente la vida en la Tierra y para crecer de forma adecuada. Los dos órganos de los sentidos de Kapha son la nariz y la boca (lengua: gusto). Al principio todos los bebés experimentan el mundo llevándose las cosas a la boca. Los bebés duermen más que los niños mayores y los adultos. Se sienten atraídos y fascinados por la naturaleza y los elementos de la tierra. Son expresiones perfectas de la aceptación plena de la energía terrenal.

Los tipos adultos de Kapha que viven en equilibrio trasmiten paz a quienes están en su presencia. Son cariñosos, tiernos y bondadosos. Su sólida base les sirve para dar consuelo a los demás ya que son pilares estables en los que apoyarse.

NUESTRA RELACIÓN SOCIAL CON EL PRIMER CHAKRA

Aunque debemos adoptar la energía de la tierra para crecer, expandir y elevar nuestros niveles de consciencia, la sociedad moderna tiende a empujarnos en la dirección opuesta a donde debemos ir.

Para estar en la tierra y mantenernos centrados debemos tener contacto directo con lo material. En otras palabras, cuando damos paseos al aire libre, tomamos unos aperitivos junto a la playa, nos reunimos con otros para cenar o conversar y cuidamos a los animales, estamos relacionándonos directamente con la energía que nos centra. Muchas de nuestras experiencias actuales se producen virtualmente. Estamos viviendo en el éter sin tener una base sólida. Aunque utilizar nuestros móviles, ordenadores y tabletas implica tocar algo material, a través de esa tecnología participamos en una realidad virtual. Hablamos o mandamos mensajes a gente que se encuentra en cualquier lugar del mundo. Jugamos juegos con personas o *bots** sin notar la diferencia. Tenemos conversaciones unilaterales cuando publicamos en las redes sociales, esperando que alguien responda. Estas experiencias nos mantienen en un estado de

---

* N. del T.: programas informáticos que simulan el comportamiento humano.

inestabilidad. Además, vivimos en una sociedad a la que le gusta tomar píldoras, drogas y alcohol para transformar el estado de ánimo. Buscamos el éxtasis transformador del espíritu sin tener las raíces apropiadas.

Por consiguiente, comemos mucho para tratar de enraizarnos. Como el cuerpo tiene una inteligencia innata, nos dice que necesitamos hacer algo que nos ponga los pies en la tierra. Así que consumimos un montón de calorías buscando la sensación reconfortante y de arraigo del cálido abrazo de una madre amorosa. Sin embargo, un exceso de comida y comer los alimentos equivocados nos lleva a lo contrario de sentirnos centrados y seguros. Nos desconecta del cuerpo y de nuestros verdaderos deseos y necesidades.

Para experimentar la tierra, debes volver a ella. Has de volver a aprender a disfrutar de la vida sin un dispositivo delante de los ojos, en los oídos o en el bolsillo. Conoce a la gente cara a cara. Pasea y escucha los sonidos de la naturaleza. Prepárate la comida. Deja que el sol acaricie tu rostro. Mira las estrellas. Siéntete cómodo estando aquí en lugar de en otro sitio. Vuelve a hacer de la tierra tu hogar.

VIVIR DESDE EL CHAKRA MULADHARA: LA SEGURIDAD

En cada uno de los chakras hay una diferencia entre abrazar y aceptar la energía y los dones de ese chakra y vivir únicamente de él. A medida que despiertas a las limitaciones de cada chakra, sientes el impulso de descubrir maneras de operar desde diferentes niveles de consciencia. Es parte de la naturaleza humana querer explorar y crecer. Sin embargo, no todo el mundo actúa desde este nivel de pensamiento. Muchos aceptan las limitaciones como barreras sólidas sin tratar de sobrepasarlas. Si estás listo para ir más allá de las limitaciones de tus chakras, es importante que entiendas cómo es vivir al nivel de cada uno de ellos.

Quienes viven en la energía del primer chakra están en modo supervivencia. Su emoción básica es el miedo. Solo se ocupan de la seguridad y de cómo obtenerla. Las partes del cerebro responsables de la supervivencia son el tronco cerebral, o médula, y el sistema límbico, compuesto por la amígdala y el hipocampo. La lucha o huida es una reacción primitiva que está grabada en estas partes del cerebro, una respuesta al miedo y una necesidad de supervivencia. En los animales, la aparición de esta reacción primitiva los ayuda a determinar si lucharán contra los depredadores o escaparán. La lucha o huida es una reacción en cadena que comienza en la amígdala. Consiste en la liberación de las hormonas del estrés, como el cortisol, la adrenalina y la noradrenalina. El corazón se acelera, la presión arterial aumenta, las plaquetas de la sangre se vuelven viscosas, el sistema inmunitario se debilita, la sangre se desvía de los órganos digestivos y se dirige a las extremidades, sudas y sientes el impulso de correr o pelear.

En ocasiones es útil esta respuesta primitiva al peligro real y presente. Supongamos que tu hijo pequeño sale a la calle corriendo detrás de una pelota. Debes tener rápidamente energía para correr tras él y salvarlo de un coche que se acerca. O si estás conduciendo y otro vehículo se te cruza de repente, necesitas la reacción de lucha o huida para pisar los frenos. Sin embargo, esta reacción no es tan útil cuando tu vida no está en peligro y estás reaccionando al miedo más que a la realidad. Quienes viven únicamente desde el primer chakra responden al miedo la mayor parte del tiempo. Sus motivos son el miedo a la escasez, a la pérdida, a no tener suficiente y el síndrome de «¿qué pasará si...?».

La gente del primer chakra prefiere permanecer en un trabajo insatisfactorio a arriesgarse a perder la seguridad laboral o un sueldo fijo. No suelen ser líderes sino seguidores con obediencia ciega. Temen destacar entre la multitud, prefieren ser uno más.

La necesidad de luchar por la seguridad se puede ver en las opciones laborales por las que se decantan quienes viven en el primer chakra. Podrían elegir ser soldados o policías para garantizar la seguridad de sus ciudades o países. Buscan constantemente el favor y la aceptación de sus superiores y se esfuerzan mucho para servirles. Quienes viven en el primer chakra luchan por obtener recompensas y al mismo tiempo tienen mucho miedo a los castigos. Aunque obedecen y admiran a la autoridad, a menudo son duros con quienes están por debajo de ellos.

Una persona que vive desde una respuesta instintiva y primaria es como un niño pequeño. Sin la educación adecuada y las debidas limitaciones, un niño puede volverse codicioso o acaparar bienes materiales. Puede que se niegue a compartir. Que agreda físicamente a otros niños si se siente insatisfecho o herido o no se sale con la suya. Que ignore la etiqueta o las normas sociales apropiadas. Que pierda los nervios y la rabia le haga decir cosas crueles.

Aunque todos podemos volver a este tipo de comportamiento y lo hacemos a veces, quienes están en el primer chakra viven así la mayor parte del tiempo.

La confianza es un gran problema para quienes están en el primer chakra. Aprendemos la confianza en los primeros dos años de vida a través del cuidado de nuestros padres y cuidadores. Si el cuidado es consistente, amoroso y presente, desarrollamos la confianza en los demás y en nuestro entorno. A través de esa confianza se crea el valor de la esperanza. Sin embargo, si nos criamos en un hogar donde uno de los padres está ausente, o no se atienden a tiempo o apropiadamente nuestras necesidades, aprendemos a desconfiar de que los demás o nuestro entorno se encarguen de nosotros. Quienes viven atrapados en el primer chakra parecen estar constantemente tratando de resolver problemas de confianza, y por ese motivo son temerosos.

RECONOCER LOS DESEQUILIBRIOS DEL PRIMER CHAKRA

Para superar una limitación lo primero es reconocerla. Como señalé, cada elemento y concepto de la vida tiene sus fortalezas y debilidades. Esa es la naturaleza de la dualidad. El Muladhara chakra nos mantiene arraigados a la tierra. Nos permite disfrutar plenamente nuestra existencia terrenal y manifestar nuestros deseos en objetos materiales. Muladhara es sólido, espeso, denso y real.

La otra cara de Muladhara es el miedo excesivo que lleva a la preocupación, la ansiedad y la falta de confianza. Puedes sentir el peso de la atracción gravitacional tirando de ti hacia abajo y sentirte agobiado y pesado. En un esfuerzo por adquirir estabilidad, puedes atiborrarte de comida, lo que te lleva al sobrepeso o a la obesidad y a la sensación de desconexión con tu cuerpo.

Aquellos con unos cimientos inestables pueden creer que nunca tendrán suficiente o que les quitarán lo que tienen. Podrían dedicarse a acaparar bienes materiales y apilarlos en sus casas o a ser tacaños o mezquinos con su dinero.

Piensa en el principio de la supervivencia del más fuerte. Cuando estamos atascados en el primer chakra, este se convierte en nuestro principio rector.

ACEPTAR LOS DONES DEL PRIMER CHAKRA

Vivimos en este planeta bello y generoso llamado Tierra. Nuestro mundo está lleno de una abundancia exuberante. Nuestra capacidad de experimentar este planeta a través de nuestros sentidos es lo que nos puede hacer apreciar todo lo que esta vida nos ofrece. Los regalos del primer chakra nos dicen que no nos falta de nada. Solo tenemos que mirar a nuestro alrededor y ver los abundantes recursos que hay a nuestra disposición. La naturaleza nos brinda gratuitamente estos dones. Hay suficiente para todos.

La gravedad puede parecer pesada pero la necesitamos para vivir nuestro propósito en la vida. Tenemos que hundir las manos en la tierra (por así decirlo) y vivir en el aquí y ahora.

LA CURACIÓN DEL CHAKRA MULADHARA

AFIRMACIÓN DIARIA

Estoy seguro y centrado. Mis necesidades básicas están cubiertas. No tengo miedo.

LA CURACIÓN DEL CUERPO FÍSICO

La curación del primer chakra viene al aceptar que tienes un cuerpo físico y aprender a apreciarlo y amarlo. Mucha gente ve su cuerpo como un obstáculo para llegar a donde quieren ir. Dicen cosas como: «¡Comer es un fastidio!» o «Si no tuviera que ir al baño o dormir tanto, podría ser más productivo». Las normas sociales nos han convencido de que el cuerpo está diseñado para debilitarse, enfermar y decaer con la edad. Esto sencillamente no es cierto. Son solo creencias.

Las mujeres suelen tener problemas con su imagen corporal. Se avergüenzan de sus cuerpos o los odian. Quieren tener los senos más pequeños o más grandes. Creen que sus muslos son excesivamente gruesos o su trasero demasiado pequeño. Por otro lado, los hombres a veces pueden ignorar las necesidades de sus cuerpos olvidándose de hacerse un chequeo o no prestando más atención a los primeros signos físicos de la enfermedad.

Hace poco tuve una consulta ayurvédica con una cliente que sufre una enfermedad autoinmune inflamatoria. Le preocupaba tener que tomar prednisona todos los días y quería dejarlo, pero cada vez que lo intentaba, experimentaba el dolor de su enfermedad. En nuestra consulta descubrí que su dosha primario era Vata y que solo comía una vez al día y apenas dormía. Le expliqué que si quería curarse tenía que volver a su cuerpo. Esta cliente tiene una enorme creatividad y ama su trabajo creativo. Ha aceptado de tal manera sus cualidades de espacio y aire que vive diariamente en el éter y esto lo refuerza al no comer ni dormir. Volver a su cuerpo significa que necesita cuidarlo y hacer prácticas de enraizamiento. Entonces, y solo entonces, será capaz de curar su enfermedad autoinmune.

Tu hermoso cuerpo se compone de los elementos de la tierra: espacio, aire, fuego, agua y tierra. Eres parte de esta existencia asombrosa y milagrosa. Lo primero, es esencial que aceptes tu cuerpo como un vehículo a través del cual experimentas la vida. Lo segundo, honrar tu cuerpo alimentándolo con los alimentos apropiados, haciendo ejercicio y dándole el sueño adecuado muestra que lo respetas.

Comer como un acto sagrado

En la sociedad occidental no nos tomamos el tiempo necesario para apreciar la comida que comemos diariamente. A menudo comemos por el camino, en el coche o mientras andamos, o nos saltamos comidas durante todo el día. Preparar la comida, servirla y comerla debe ser un acto sagrado. Nuestro cuerpo es el único canal a través del cual disfrutamos nuestro tiempo en la Tierra. Amar tu cuerpo significa apreciar sus necesidades y aprovechar sus fortalezas.

Para volver a conectar con tu cuerpo a través del acto de comer, comprométete a tomar al menos una comida cada semana en silencio. Compra los alimentos con gratitud y entusiasmo ante la perspectiva de compartir el regalo de una comida con tu cuerpo. Prepara la comida con amor. Tómate el tiempo preciso para olerla y probar todos y cada uno de los bocados. Agradece a la madre Tierra que te provea del alimento y el sustento que necesitas para vivir.

Practicar la aceptación del cuerpo

Tu cuerpo te da el don de la vida todos los días. Si eres capaz de levantarte y caminar, correr, saltar y agacharte, eres muy afortunado. Me encanta lo que el doctor Wayne Dyer solía decir: «Deberíamos tener un día de agradecimiento al hígado».[1] En otras palabras, celebra las partes de tu cuerpo que normalmente no valoras. Cuando estoy enseñando yoga, a veces mis alumnos se automasajean los pies y les dan las gracias por sostenerlos.

Ponte delante de un espejo y contempla tu cuerpo desnudo. Sí, lo has leído correctamente: contémplalo. Envíale amor y aprecia su belleza.

Asanas de yoga y ejercicios de *pranayama* para curar el primer chakra

Una manera excelente de curar tus chakras es practicar yoga. Para curar el primer chakra, te centrarás en posturas que te enraícen o en cualquier postura que involucre la base de la columna vertebral y el área del perineo.

Puedes ver un vídeo demostrativo
de estos ejercicios en
www.youtube.com/c/MichelleFondinAuthor.
Haz clic en la lista de reproducción y selecciona
Chakra Healing Asanas & Pranayamas.
Desliza el cursor por la lista hasta
encontrar lo que buscas.

Respiración en tres partes – *Dirgha*: siéntate cómodamente con los ojos cerrados. Al respirar, infla el vientre como un globo durante la inspiración y desínflalo en la espiración. Toda la respiración se hace únicamente a través de la nariz, con los labios cerrados. Comienza la respiración de tres partes inspirando primero desde la parte baja del abdomen, por debajo del ombligo, luego expándela a la parte de arriba y finalmente permite que el aire suba hasta el pecho. Al espirar, desinfla el pecho, luego la parte media del abdomen y finalmente la zona inferior del abdomen. Practica esta técnica de respiración de tres a cinco minutos. Para equilibrar el primer chakra, una vez que te sientas cómodo con esta práctica de respiración, enfócate en la punta de la nariz mientras practicas todos los pasos.

***Mula bandha* y ejercicios de Kegel:** la palabra *bandha* significa 'bloquear' o 'contraer' y, por supuesto, *mula* significa 'raíz', por lo que mula bandha es el bloqueo de raíz. Si eres mujer y has practicado los ejercicios de Kegel, verás que mula bandha tiene una naturaleza similar. Para hacer los ejercicios de Kegel, se contraen los músculos del perineo, se mantienen contraídos durante varios segundos y se repite el ejercicio muchas veces. Tanto hombres como mujeres pueden practicar mula bandha. El hombre contrae los músculos entre el ano y los testículos. La mujer contrae los músculos de la parte inferior del suelo pélvico. Mantenlos contraídos durante todo el tiempo que puedas; algunos practicantes de yoga sugieren mantenerlos contraídos durante toda la clase.

Mula bandha estimula los nervios pélvicos, el sistema genital, el sistema endocrino y el sistema excretor. Practicar de forma habitual el bloqueo de raíz puede aliviar el estreñimiento y la depresión leve.

Postura de rodilla al pecho – *Pavanamuktasana*: túmbate bocarriba. Lleva la rodilla derecha al pecho mientras la pierna izquierda permanece extendida en el suelo. Agárrate las manos por debajo de la rodilla derecha. Mantén la cabeza en el suelo e infla el vientre, permitiendo que se hinche como si fuese un globo. En la espiración, dobla los codos y acerca la rodilla al pecho. Estás estimulando el colon ascendente y transverso, el hígado y el riñón derecho. Tras hacer de cinco a siete respiraciones, suelta la pierna derecha en el suelo. Lleva la rodilla izquierda al pecho y repite. En el lado izquierdo estás estimulando el colon descendente, el intestino grueso y el riñón izquierdo.

Flexión del loto – *Padmasana*: siéntate en el suelo con las piernas cruzadas y la espalda recta y erguida. Coloca el pie izquierdo por dentro para presionar el perineo. Si puedes, coloca el pie derecho sobre la parte superior del muslo izquierdo en una postura de medio loto. Asegúrate de que los isquiones estén enraizados y pegados a la tierra. Agárrate las manos por detrás, entrelazando los dedos y enderezando los brazos por detrás de la espalda. Levanta la columna vertebral, luego dóblate desde las caderas y lleva la parte superior del cuerpo hacia delante y hacia el suelo. En la flexión anterior alza los brazos separándolos de la espalda todo lo que puedas. Mantén la postura de cinco a siete respiraciones

Postura en cuclillas – *Malasana*: permanece de pie, con los pies separados a una distancia algo superior a la anchura de las caderas y los dedos de los pies ligeramente hacia afuera. Ponte en cuclillas como si estuvieras sentado en una silla, pero baja la rabadilla hasta que quede a unos centímetros del suelo. No importa que los talones se levanten un poco. Junta las manos en la postura de oración con los codos empujando suavemente hacia fuera en la cara interna de los muslos. Alárgate a través de la columna, baja los hombros y alza la coronilla. Puedes utilizar un bloque de yoga para sentarte en esta postura si las caderas están rígidas o la sentadilla te hace daño en las rodillas. Esta postura es ideal para practicar los ejercicios de Kegel o mula bandha (ver la descripción anterior). Si puedes, mantenla durante un minuto.

Inclinaciones pélvicas: túmbate sobre la espalda con las rodillas dobladas y los pies apoyados firmemente en el suelo, separados a la anchura de las caderas y en paralelo, con los dedos apuntando hacia delante. Arrastra los talones acercándolos a las nalgas. Pega los brazos a los costados con las palmas de las manos hacia abajo. Esta posición parece una preparación para la postura del puente (*Setu bandhasana*), una asana de yoga que quizá conozcas (se describe en la página 191). Comienza la inclinación apretando las nalgas y alzando la rabadilla y las primeras trcs vértebras lumbares, vértebra a vértebra. Luego aprieta, mantén durante cinco segundos, baja y suelta. Repite este ejercicio veinticinco veces. Las inclinaciones pélvicas llevan calor y energía al primer chakra, estimulando todos los nervios.

Postura de la montaña – *Tadasana*: ponte de pie con los pies en paralelo y los dedos apuntando hacia delante. Una manera estupenda de hacer esta postura enraizadora es utilizar un bloque de yoga y colocarlo entre la parte superior de los muslos. Extiende los dedos de los pies y planta los pies firmemente en el suelo. Absorbe la energía a través de las piernas. Aprieta las nalgas mientras los muslos se abren ligeramente hacia fuera. Alinea las vértebras para que cada una de ellas quede sobre la parte superior de la de abajo y levanta la coronilla con la cabeza en posición neutra. Gira los hombros hacia atrás y tira de ellos hacia abajo, dejando que los brazos cuelguen como plomadas. Cierra los ojos y siente la dinámica de los pies firmemente arraigados a la tierra y la coronilla flotando hacia el cielo. Fíjate en la agradable sensación de estar equilibrado, enraizado e inamovible.

Equilibrar el primer chakra a través de la alimentación

En tu viaje curativo es importante que comas solo alimentos enteros que sean frescos y vengan directamente de la tierra. Reduce el consumo de alimentos procesados, envasados, enlatados o congelados.

Cuando te sientas inestable, come alimentos más pesados, como proteínas, sopas abundantes, pan, aceites y fruta dulce. También puedes comer patatas y otros tubérculos. Si te sientes demasiado pesado y lento, trata de comer lo que en ayurveda se llama una dieta pacificadora del Kapha: céntrate en los gustos amargos, penetrantes y astringentes; come más habas, lentejas, verduras de hoja verde y toda clase de cereales como la quinoa; reduce el consumo de carne.

Levantamiento de pesas para equilibrar Muladhara

Aquellos que viven principalmente enfocados en el primer chakra de manera instintiva desarrollan sus músculos con el entrenamiento de pesas. En realidad, levantar pesas es una excelente manera de equilibrar físicamente el primer chakra. Debes estar conectado a la tierra para levantar pesas; de lo contrario, te derrumbarías bajo el peso. La pesadez (incluso con pesas más ligeras) te hará más fuerte y enraizado en la tierra. El entrenamiento con pesas es una manera fantástica de jugar con la gravedad, la energía del primer chakra.

 LA CURACIÓN DEL CUERPO EMOCIONAL Y ENERGÉTICO

Cuando se trata de la curación mental y emocional del primer chakra, hay que tener en cuenta tres conceptos básicos: la preocupación, la confianza y la seguridad.

La preocupación

Todos nos preocupamos en algún momento. No siempre es fácil profundizar en el pasado y pensar en el desarrollo de nuestra confianza y seguridad, pero quizá merezca la pena hacerlo si te enfrentas a problemas de confianza o preocupación. La preocupación es válida a veces, como cuando tienes dificultades para pagar las facturas o tu matrimonio está en la cuerda floja. Sin embargo, no está justificada si no puedes hacer nada para cambiar la situación.

En muchas religiones y prácticas espirituales diferentes se nos exhorta a no preocuparnos. En la Biblia Jesús dice en Mateo 6: 27: «¿Pueden todas tus preocupaciones añadir un solo momento a tu vida?».[2] En todos los programas de doce pasos, las reuniones concluyen con la oración de la serenidad:

Dios, concédeme la serenidad para aceptar las cosas que no
puedo cambiar, el coraje para cambiar las que puedo
y la sabiduría para reconocer la diferencia.

La preocupación es un bloqueo en sí misma. Bloquea el flujo de energía a soluciones creativas. Nos hace actuar por miedo en lugar de por amor. Cuando actuamos por miedo —o más bien, en la mayoría de los casos, reaccionamos—, por lo general creamos nuevos problemas y obstáculos.

Puede que la educación que recibiste te enseñara a preocuparte, quizá tus padres se preocuparan constantemente. O puede que aprendieras la preocupación a causa de las circunstancias de incertidumbre de tu pasado, como el divorcio de tus padres, la pobreza o un hogar familiar disfuncional. Ahora tienes el poder de cambiar esto, sea cual sea el motivo. Podrías empezar por recordarte a ti mismo cada día la oración de la serenidad y pensar de verdad en las cosas que puedes cambiar en lugar de en las que no puedes.

La confianza

Si no creciste con una sana sensación de confianza, puede resultarte difícil confiar en los demás y en tu entorno. No hay ninguna varita mágica para recuperar la confianza y elevarla a un nivel normal. Pero si estás dispuesto a aprender, puedes dar pequeños pasos para lograrla. Cuando reflexiones sobre el concepto de confianza, piensa en cosas de tu entorno que son ciertas. Por ejemplo, puedes confiar en que el sol sale cada mañana y se oculta cada noche. Puedes confiar en que el día tiene veinticuatro horas. En que hay cuatro estaciones y ciertas celebraciones o hitos en el calendario. Puedes confiar en que tu cuerpo necesita entre seis y nueve horas de sueño por noche, dependiendo de tus necesidades personales. Puedes confiar en que tendrás que comer unas tres veces al día y que si sigues los principios de la vida sana, tu cuerpo desempeñará sus funciones adecuadamente.

Piensa en todo aquello en lo que ya confías, pero que das por sentado. Por ejemplo, ¿tienes una cuenta bancaria? Si la tienes, ¿depositas dinero en ella? Si lo haces, ¿confías en que el banco te devolverá el dinero cuando llegue el momento en que lo necesites? ¿Conduces? Si es así, ¿confías en que los demás conductores circularán por su carril y no chocarán contigo?

Cuando se trata de tus seres queridos y otras personas, primero trata de notar pequeñas cosas en las que confías. Cuando tu novio llega puntual a la cita, aprendes a confiar en él. O cuando un nuevo amigo recuerda tu cumpleaños, empiezas a confiar en que le importas. ¿Ves cómo la confianza es una dinámica fluida? Tendemos a no prestar atención a los pequeños gestos en las relaciones, aunque el desarrollo de la confianza suele ser un cúmulo de muchos pequeños detalles.

Cuando te acercas a conceptos «sentimentales» como la confianza desde la perspectiva del primer chakra, se podría creer que se trata de algo claro y definido. En lugar de ser una cualidad fluida, la confianza permanece como algo concreto y contundente. Tomemos por ejemplo a un niño de dos años que puede pasar de querer a no querer a alguien dependiendo de una experiencia individual. Si el padre le quita un juguete por su mal comportamiento, el niño pequeño podría gritar: «¡No te quiero, papi!». En ese momento, siente odio a causa de una sola experiencia que le ha desagradado. La gente del primer chakra se comporta de una manera parecida. Tiende a ser más rígida cuando se llega a conceptos más profundos como la confianza.

Pero a medida que vayas subiendo por los chakras, te darás cuenta de que las cosas se vuelven un poco borrosas, sin límites bien definidos, cuando se trata de asuntos emocionales. Por ahora, permítete abrirte a dar pasos para confiar y ver a dónde esto te lleva.

La seguridad

Los sentimientos de seguridad o la falta de estos pueden ser un problema para equilibrar el primer chakra. Cuando experimentas la vida únicamente a través de este chakra, puedes pensar que tienes que hacerlo todo solo, dejarte engañar por el espejismo de que el mundo es un lugar aterrador y has de valerte solo por ti mismo o de lo contrario morirás (esta es, por cierto, la esencia de la ley del más fuerte). Hasta que puedas empezar a pensar lo contrario, trata de vivir en el momento presente. Ahora mismo la conciencia del momento presente no es ni siquiera una práctica espiritual. Sencillamente significa mirar a tu alrededor y mirarte a ti mismo. ¿Estás vivo? ¿Estás respirando? ¿Llevas ropa? ¿Has comido recientemente? ¿Tienes un techo sobre tu cabeza? ¿Estás bien ahora? Si es así, estás seguro.

Si te encuentras en una situación precaria, como estar en la calle o en un hogar abusivo, vuelve a la oración de la serenidad. ¿Hay algo que puedas cambiar sobre tu situación? ¿Hay alguien a quien puedas acudir?

A medida que vayas ascendiendo por los chakras aprenderás que la seguridad es esquiva. Si buscas la seguridad por sí misma, nunca la alcanzarás. El universo cambia constantemente. Querer la seguridad a toda costa es esencialmente lo mismo que querer aferrarse al universo y esperar que no cambie. Si lo piensas, es completamente absurdo. Haz lo que tengas que hacer. Consigue un trabajo, paga las facturas, haz buenas obras, realiza donaciones a instituciones benéficas, sirve a los demás y al bien público, y eso es todo. Lo demás no puedes controlarlo.

Conozco a un hombre que tenía mucho éxito en su trabajo y ganaba un sueldo excelente. Se pasó años preocupándose constantemente de que lo despidieran y lo dejaran sin su gran salario. En lugar de disfrutar de su trabajo día a día, sentirse agradecido, estar feliz y contento, destrozó su vida cotidiana preocupándose de perderlo. ¿Y sabes qué sucedió? Lo despidieron. Luego encontró otro trabajo estupendo con muy buen sueldo, pero de nuevo estaba siempre preocupado y también lo despidieron. A veces el acto de preocuparse por la seguridad es lo que destruye la seguridad.

No es fácil equilibrar las emociones profundamente arraigadas. Sin duda estas formas de pensar y reaccionar tardaron años en desarrollarse, y puede llevar años pasar a nuevas formas de pensar. Sé paciente contigo mientras practicas la superación de estas limitaciones del primer chakra. Ve paso a paso, día a día.

LA CURACIÓN DEL CUERPO ESPIRITUAL

La meditación es una buena manera de reducir la respuesta de lucha o huida. Te enseña a tomar distancia del modo de reacción. Esta práctica reduce las hormonas del estrés, normaliza la presión sanguínea, disminuye la frecuencia cardíaca y mejora la función inmunitaria. Cuando examinas los efectos de la meditación, ves que son todo lo contrario de los de la respuesta de lucha o huida.

Lo que viene a continuación es una meditación del primer chakra. Puedes hacer que alguien te la lea mientras tienes los ojos cerrados, grabarte a ti mismo leyéndola y escucharla luego con los ojos cerrados o comprar la versión en audio de este libro* y escuchar las meditaciones guiadas siempre que las necesites.

---

* Disponible solo en inglés.

MEDITACIÓN GUIADA MULADHARA

Siéntate cómodamente y cierra los ojos. Asegúrate de tener los isquiones pegados firmemente al suelo. Para lograrlo, desplaza la parte carnosa de las nalgas hacia los lados. Inspira profundamente por la nariz desde el área abdominal inferior. Al espirar, empuja la energía hacia tu primer chakra mientras tiras para dentro del ombligo hacia la columna vertebral. Repite esta respiración completa y profunda cinco veces.

Ahora centra tu atención en el chakra raíz, en la base de la columna vertebral. Imagínate una rueda de color rojo intenso girando en espiral y dando vueltas sobre sí misma como un planeta rotando sobre su eje. Imagina que esta poderosa energía fluye a través de ti y circula por el perineo, el coxis, la base de la columna vertebral y las tres primeras vértebras lumbares.

A medida que respiras profundamente, comienza a visualizar cómo tus nalgas echan raíces y estas arraigan profundamente en el suelo. Imagina cómo estas raíces se enriquecen con la tierra fértil. Te estás volviendo uno con la tierra y su magnífica riqueza. Todos los recursos que necesitas están aquí. Están presentes en el aquí y ahora, y no están lejos de ti. A cambio de que confíes en la tierra, en toda su sabiduría, esta te devolverá la energía que necesitas en la forma de vibraciones. Siente estas vibraciones palpitantes a través de la parte inferior de tu cuerpo. Dales la bienvenida mientras traen energía curativa a tus pies, rodillas, piernas, nervios ciáticos, pelvis y zona lumbar.

Ahora que tu chakra raíz ha despertado, empiezas a sentirte relajado y confiado en que la tierra te sustentará a su debido tiempo. Has plantado tus raíces; es como plantar semillas en suelo fértil, y lo único que tienes que hacer es esperar a que de estas broten flores hermosas. Tu preocupación se va deshaciendo con cada respiración. Estás enraizado, a salvo y seguro. Todas tus necesidades básicas están cubiertas.

Fíjate en lo conectado a la tierra que te sientes. Observa cómo tu chakra raíz se siente despierto y vivo. Puedes mejorar las vibraciones entonando el sonido del mantra *LAM* tres veces.

La curación del cuerpo energético con gemas y colores

Para recordarte a ti mismo que permanezcas enraizado, usa el color rojo, ya sea en la ropa o en accesorios como una pulsera o una cinta de ese color. También puedes llevar encima un *mala** de cuentas rojas o usarlo durante la meditación.

Los cristales y las gemas son útiles en la curación de los chakras ya que llevan la energía de la tierra. Los cristales del primer chakra son el granate, el jaspe rojo, la turmalina negra y la «piedra de sangre».

---

* El *mala* ('guirnalda') es un collar de cuentas (similar a un rosario) que se ha usado desde hace milenios en el hinduismo, el budismo y el sijismo como herramienta para contar mantras durante la meditación.

IDEAS QUE CONSIDERAR PARA TOMAR CONSCIENCIA DEL PRIMER CHAKRA

1. Acepto mi cuerpo tal como es. Agradezco mi viaje aquí en la tierra, y voy a sumergirme por completo en él. Aunque mi cuerpo parece ser sólido, sé que es un flujo constante de energía e información. Como tal, sé que siempre puede cambiar para mejor.

2. Me siento conectado a la tierra y absorbo energía de ella, sabiendo que la madre Tierra me sustenta con toda la maravillosa abundancia que me rodea en todo momento.

3. Hoy conectaré con la naturaleza. Desarrollaré mi sentido del olfato oliendo las fragancias de las flores, las plantas, los árboles o la hierba recién cortada. Miraré cómo juegan los animales o me sentaré y jugaré con mis mascotas. Me sentaré en la tierra a meditar.

2 EL CHAKRA SACRO

Svadhisthana

ELEMENTO: agua (*jala*)
COLOR: naranja
MANTRA: *VAM*

La palabra *svadhisthana* significa 'dulzura', que es una manera muy acertada de describir este chakra de la atracción. Svadhisthana es el chakra de la creatividad y la sexualidad. Se lo conoce también como el chakra sacro. Es el segundo chakra de la materia y el punto en el que despertamos para pasar del yo de la supervivencia al yo que ayuda a los demás. El segundo chakra es el punto focal del placer, el deseo, la sexualidad y la procreación. Aunque la región anatómica ciertamente indica que este chakra se centra en gran medida en cuestiones de sexualidad, las cuestiones de creatividad son igualmente importantes. Una persona capaz de aprovechar la energía sexual del segundo chakra puede alcanzar grandes logros.

El elemento del chakra Svadhisthana es el agua, o *jala* en sánscrito. El agua es un elemento cohesivo en la naturaleza. Vincula, une, crea amor y devoción, y nos conecta a unos con otros. Piensa en los fluidos sexuales que unen a una mujer y un hombre en armonía sexual; estos líquidos se unen para crear vida. Mientras que el primer chakra está ligado al elemento tierra, el segundo tiene la naturaleza fluida del agua.

La región anatómica del segundo chakra es el plexo sacro, desde la parte superior del hueso púbico hasta el ombligo. Incluye la parte baja del abdomen, los genitales y el útero. Además, el segundo chakra es responsable de la vejiga y los riñones. El sentido que asociamos con Svadhisthana es el gusto, especialmente el sabor dulce. El órgano del sentido es la lengua.

El dosha ayurvédico correspondiente al segundo chakra es Kapha, que se compone de agua y tierra. Svadhisthana está gobernado por el guna *tamas*.

El color que atribuimos al chakra sacro es el naranja. El mantra, o sonido *bija* (semilla) que entonamos para el segundo chakra es *VAM*.

LAS AFECCIONES DEL SEGUNDO CHAKRA

Entre las enfermedades y trastornos del segundo chakra figuran los trastornos reproductivos, como los abortos espontáneos repetidos, la frigidez, la disfunción eréctil y la eyaculación precoz. El desequilibrio del segundo chakra también puede causar problemas uterinos, renales y de vejiga, así como rigidez lumbar y adicciones. Entre las afecciones emocionales figuran los trastornos alimentarios, la baja autoestima, la envidia y los celos.

LA ENERGÍA DEL SEGUNDO CHAKRA

La energía de Svadhisthana proviene de la dinámica de su elemento agua y la energía lunar. El agua juega un papel importante en nuestro planeta y en nuestros cuerpos. Casi tres cuartas partes de la Tierra están cubiertas de agua y alrededor de dos tercios del cuerpo humano están formados por ella. La luna tiene una influencia importante en las mareas, en nuestro estado anímico, en los ciclos menstruales de las mujeres e incluso en los nacimientos. Esta danza dinámica entre la luna y el elemento agua refleja el despertar dualista que tiene lugar en el chakra Svadhisthana.

La energía de supervivencia del primer chakra con sus limitaciones terrenales evoluciona hasta la energía del segundo chakra del agua y la búsqueda de conexión. La energía sexual despierta lleva al deseo de placeres terrenales. Ya no se trata de necesitar y acumular cosas, sino del deseo. La comida ya no es solo una necesidad para vivir; comer se convierte en una experiencia sensual tentadora.

El concepto de polaridad se desarrolla en los chakras como lo hace en la vida. El primer chakra lleva el yang, o la energía masculina, y el segundo chakra lleva el yin, o la energía femenina. Luego, en el tercer chakra la energía vuelve a ser masculina y así sucesivamente.

El cuerpo celestial del segundo chakra es la luna, cuya energía es femenina, pasiva y cambiante. El agua es el elemento que da paso a la vida. El vientre de la creación, literal y metafóricamente, está enraizado en la energía del segundo chakra.

Del segundo chakra vienen la música, el arte, la poesía y el baile. La imaginación se desarrolla en este chakra, al igual que el profundo deseo de casarse y formar una familia.

Imagina el flujo de los océanos. Ya no estamos sujetos a un estado aparentemente sólido donde debemos encontrar nuestro lugar. Ahora nos emocionamos degustando lo que la tierra nos ofrece. Piensa en las crías de tortugas marinas saliendo de sus acogedores nidos en la arena y abriéndose camino hasta el mar para comenzar a vivir.

Descubrir las delicias del segundo chakra es un despertar apasionante. Por primera vez, experimentamos una verdadera dualidad, en el sentido romántico, y aprendemos el significado de la causa y el efecto. En la etapa de desarrollo que corresponde al segundo chakra un bebé aprende a manipular juguetonamente a los demás para conseguir lo que quiere. Cuando «coquetea» con sus cuidadores actuando, sonriendo, riendo o repitiendo alguna gracia, recibe abrazos, besos y mucho amor. Empezamos a aprender el efecto que tenemos sobre otras personas y cómo ganárnoslas.

La energía de la luna del segundo chakra es pasiva pero atractiva. Es cariñosa y nutritiva e incluye emociones profundas y fuerza interior. La sirena es una energía arquetípica del chakra Svadhisthana. En la mitología, las sirenas son conocidas por su belleza seductora y sus voces melodiosas. Las representaciones de las sirenas las muestran peinándose los cabellos y engalanándose con joyas para acentuar su belleza. Son sensualmente tentadoras, seductoras y encantadoras, ya que atraen a los marineros con su exquisito canto. Sin embargo, también tienen un lado rebelde, y solo aparecen a la luz de la luna.

NUESTRA RELACIÓN SOCIAL CON EL SEGUNDO CHAKRA

En Occidente, y de forma más acusada en los Estados Unidos, el estilo de vida predominante se caracteriza por la indulgencia hacia los placeres del segundo chakra. Los estadounidenses lo hacemos todo a lo grande. Comemos cantidades ingentes de alimentos, especialmente en los restaurantes porque tenemos que sacarle rendimiento al dinero que pagamos. Somos los mayores consumidores de medicamentos con receta, sobre todo analgésicos: consumimos el ochenta por ciento del suministro mundial de opioides. Gastamos más de noventa mil millones de dólares al año en consumo de alcohol. Y tenemos un promedio de alrededor de dieciséis mil seiscientos dólares en deudas de nuestras tarjetas de crédito. Nos cautivan las estrellas y los *sex symbols*, e intentamos vivir los placeres a través de ellos, viéndolos en los *realities* de televisión. Somos una sociedad tremendamente indulgente.

Aquí el concepto de gratificación aplazada tiene poca aceptación. Queremos que todo sea tal y como nos gusta, y queremos tenerlo enseguida. La búsqueda constante de placer y la evitación del dolor, sin importar las consecuencias, es un desequilibrio del segundo chakra.

Como el pequeño niño de madera de la película *Pinocho* de Disney al que llevan a la Isla del Placer y se deleita con muchos placeres prohibidos pero al final apenas consigue escapar con vida, nosotros también hemos empezado a ver las consecuencias de elegir ese estilo de vida. Las afecciones crónicas relacionadas con él, como la diabetes, la obesidad, las enfermedades cardíacas, la hipertensión, el infarto cerebral, el cáncer y las adicciones al alcohol y a las drogas afligen a unos ciento treinta y tres millones de estadounidenses adultos, lo que equivale aproximadamente a la mitad de la población adulta.[1] Nos estamos volviendo cada día más gordos, más enfermos y más adictos.

El placer en sí mismo no tiene nada de malo. Necesitamos buscar el placer y evitar el dolor en nuestro cuerpo para saber que todo está bien. Sin embargo, lo que es perjudicial es el exceso, esa incapacidad de superar la constante necesidad de disfrutar en lugar de dirigir esta energía creativa hacia un propósito superior.

El trabajo de las mujeres con el segundo chakra

Las mujeres sienten una predisposición natural hacia las virtudes de la energía del segundo chakra. Tienen en su interior la matriz de la creación y poseen el mismo poder creativo que el Creador del universo. Este maravilloso don les proporciona la capacidad de nutrir, de ser altamente sensibles y de contar con un sentido más desarrollado de la intuición. Las mujeres han sido también bendecidas de forma natural con la fuerza interna pasiva del segundo chakra. Esta fuerza les infunde un poder de atracción. En la mitología se describe a muchas diosas esperando sin hacer nada a que ocurra algo bueno mientras se adornan con joyas o se cepillan su abundante y hermosa cabellera. Lo que esta imagen nos transmite es la idea de que la diosa no necesita actuar, solo relajarse y, como un imán, atraerá cosas buenas.

En la sociedad moderna, se empuja a las mujeres a vivir más en la energía yang, que es masculina y competitiva y te impulsa hacia delante. Como compiten con sus compañeros varones en el lugar de trabajo, deben asumir roles más masculinos. Pero para mantenerse equilibradas, todas las personas, tanto las mujeres como los hombres, han de aceptar ambas energías, yin y yang, y cuando las mujeres se adentran excesivamente en la energía yang, pueden surgir problemas. Algunas sienten que en ciertas situaciones laborales o del hogar deben negar su feminidad, y esto puede crear desequilibrios. Por ejemplo, en el trabajo una mujer puede sentirse obligada a vestir más como un hombre para evitar el posible acoso sexual o para encajar en un ambiente de trabajo predominantemente masculino.

Por lo general, a las mujeres que naturalmente tienen más energía yin les resulta más fácil volver a inclinar hacia el otro lado la balanza: pueden abrazar su feminidad mientras realizan actividades más masculinas y no les cuesta mantener el equilibrio. Por otra parte, es posible que aquellas que naturalmente se sienten más cómodas en un papel masculino no se esfuercen en templar su energía yang con su yin inherente.

Cuando la mujer pierde este equilibrio, pueden surgir problemas de salud. Algunas que se identifican excesivamente con la energía yang desarrollan depresión, lupus, cáncer, presión arterial alta y otras enfermedades.

Muchas otras tienen dificultades para quedar embarazadas. Cuando el segundo chakra está equilibrado, la fertilidad y la procreación son naturales. De hecho, constituyen una parte normal y saludable del proceso de la vida. Pero hoy en día, debido a las demandas de la educación superior y el trabajo, muchas mujeres esperan hasta después de los treinta y cinco años para tratar de ser madres. Para empezar, esperar todo este tiempo disminuye la oportunidad de concebir. Luego, cuando finalmente se quedan embarazadas, deben enfrentarse al miedo de no estar a la par con sus compañeros de trabajo varones debido a la vulnerabilidad física del embarazo y de tener un hijo. Así que en lugar de aceptar el embarazo como un tiempo natural para disfrutar de ser una mujer y encarnar la energía de la diosa, puede que repriman estos sentimientos para integrarse.

El exceso de energía yang también afecta a las relaciones y la vida familiar. Muchas mujeres son madres solteras y, además de ganar el sustento, deben encargarse de disciplinar a sus hijos y ser amas de casa, madres y cabezas de familia. Las que están acostumbradas a ejercer poder e infundir respeto en el lugar de trabajo toman esa misma energía yang y la aplican a la crianza de sus hijos y a su matrimonio.

El problema es que las mujeres no han nacido con una constitución física que les permita mantener las exigencias de asumir las tareas individuales de un hombre y una mujer, como trabajar a tiempo completo, cuidar de un hogar, ser madre, criar a los hijos, ser una buena esposa, equilibrar el presupuesto, levantar pesas cinco días a la semana y hacer voluntariado. ¡Qué barbaridad! El simple hecho de escribir esto ya es agotador. Sin embargo, muchas llevan a cabo todo esto. No hace mucho, ni siquiera desempeñaban solas las labores tradicionales del hogar. Contaban con redes de apoyo. Los miembros de una amplia familia compartían las tareas, y la carga se distribuía entre muchas mujeres en lugar de recaer sobre una sola.

Hoy en día a las mujeres les avergüenza no poder con todo, pero es que no nacieron para eso. No tendrían que considerar una debilidad necesitar ayuda o querer aceptar su feminidad. Han de estar orgullosas de su capacidad de crear, de reconocer sus emociones y ser cariñosas y sensibles. Estas son grandes cualidades. No deberían tener miedo de pedir ayuda o admitir que no son Hércules (no tienes por qué ser capaz de llevar seis bolsas de comestibles de una vez).

Descubrí que mi energía yang estaba inflada cuando empecé a aprender a bailar salsa. Hacía poco había atravesado por una dura ruptura y tomé la decisión de aprender salsa. El baile en pareja es principalmente una actividad del segundo chakra. Es fluido, dinámico y sensual y tiene un componente de dar y recibir. Soy una mujer con mucho empuje aunque acepto por completo mi lado femenino. Soy madre soltera, dirijo mi propio negocio, mi hogar y mi vida. Estoy acostumbrada a llevar el mando. Pero ¡tuve que aprender por las malas que eso no funciona en la pista de baile! Me tomé las lecciones de baile del mismo modo en que me tomo la vida. Me dije a mí misma: «Voy a esforzarme mucho y a aprender esto bien. Voy a ser una gran bailarina, me aprenderé los pasos y los perfeccionaré». Tenía tal fijación con el logro de objetivos y pensamientos tan yang que cualquiera pensaría que era una directora general lanzando al mercado una nueva empresa.

Aprender a bailar salsa es difícil, pero no se trata de una actividad del cerebro izquierdo sino de un arte. Es movimiento y creatividad. Mis comprensivos —y añadiría, muy pacientes— compañeros de baile me enseñaron a aceptar la energía de mi segundo chakra. Lo hicieron recordándome con delicadeza que me relajara y me dejara llevar. Las aproximadamente cien primeras veces que bailé salsa escuché una y otra vez esa frase. Lo curioso es que pensaba que me *estaba* dejando llevar. En la pista de baile volví a aprender una vez más a ser una mujer. Si no hubiera dejado que mis compañeros de baile lideraran, la dinámica de la dualidad y la polaridad nunca se habrían dado. No puedes tener dos líderes o dos seguidores en la pista de baile, sencillamente no funciona. La belleza está en el ying y el yang entrelazándose perfectamente para crear la obra de arte que se ve en las competiciones de baile.

Las mujeres necesitan decidir qué energía quieren abrazar realmente en sus relaciones. A veces veo a algunas que en realidad quieren ser femeninas y actuar a través de la energía yin, pero no se lo permiten por miedo a ser débiles. Sin embargo, en realidad, la debilidad reside solo en no saber quién eres o en enviar mensajes contradictorios al mundo que no reflejan lo que sientes en tu interior.

Lo veo especialmente en las citas. Como muchas mujeres están excesivamente identificadas con la energía yang, se han vuelto más asertivas en las citas y en algunos casos francamente agresivas. Tradicionalmente, gracias a su naturaleza competitiva, el hombre quería buscar a la mujer, cortejarla y ganarse su corazón. Pero hoy en día, cuando las mujeres toman el papel de yang, ese traspaso de energía puede privar al hombre del impulso necesario para salir a buscar lo que quiere y esforzarse por conseguirlo.

Como mujer, la búsqueda del equilibrio de tu segundo chakra implica saber cómo te gustaría aceptar tu energía femenina para mantenerlo abierto y fluyendo en todo momento. Descubre quién eres y cómo deseas que se manifieste esta energía y atente a ello. Por ejemplo, si siempre has querido ser madre y ama de casa, pero las presiones familiares te obligaron a trabajar a tiempo completo, puedes esforzarte por desempeñar el papel que deseas adoptar. Podrías, por ejemplo, explorar las opciones de trabajar en un negocio desde casa solo a tiempo parcial. Tengo una amiga que montó una guardería en casa tan pronto como nació su primer hijo. Eso le permitía obtener ingresos y al mismo tiempo quedarse en casa con sus hijos. Por tu propia salud, procura no dejar que las expectativas de la sociedad se conviertan en un obstáculo para saber lo que te conviene. Cuando medites, céntrate en tu segundo chakra y especialmente en tus órganos sexuales femeninos y pregúntate si estás aceptando plenamente quién eres. Si no es así, ¿qué es lo que te lo impide? Mantente fiel a ti misma y descubrirás que te resulta más fácil convertirte en tu mejor amiga.

VIVIR DESDE EL CHAKRA SVADHISTHANA

Quien vive en el segundo chakra es como un niño que explora el mundo por primera vez sin restricciones. Imagínate que es como una mariposa que revolotea de flor en flor, probando, experimentando y luego levantando el vuelo para experimentar un poco más. Las palabras que describen a esta persona son *imaginación*, *emoción* e *indulgencia*.

A la hora de lidiar con quienes viven en el segundo chakra emocional es mejor tener cuidado. Mientras que la gente del primer chakra tiende a enojarse y a ponerse violenta cuando está molesta, la del segundo chakra se enrabieta para conseguir lo que quiere. Se enfurruñan, lloran y recurren al chantaje emocional para salirse con la suya. Cuando estás con ellos, puedes sentirte como en una montaña rusa emocional.

La gente con un segundo chakra equilibrado es despreocupada e imaginativa. Les gusta representar el papel del héroe o soñar con ser actores famosos. Quizá no tengan los medios para ponerse manos a la obra y fijarse metas para alcanzar sus sueños, pero hablan muy convencidos sobre cómo serán ricos y famosos. Les encantan el arte, la poesía y los idilios.

Como niños en una tienda de caramelos, quienes se encuentran en el segundo chakra tienden a los excesos. Comen más de la cuenta, por lo general toman demasiados dulces y se exceden con el alcohol o las drogas. La indulgencia excesiva puede presentarse también en forma de compras, juegos de azar o el hábito de acumular. Por lo general quienes viven inmersos en la energía del segundo chakra tienen problemas de adicciones.

RECONOCER LOS DESEQUILIBRIOS DEL SEGUNDO CHAKRA

Cuando tu segundo chakra está desequilibrado, esto puede hacerte actuar de forma reactiva, ofuscarte con emociones profundas y oscuras, y olvidar tu propósito superior. Puedes quedar atrapado en batallas emocionales contigo mismo o con otros, lo que te mantiene actuando desde un nivel bajo.

Te limitas a ti mismo y a tu poder de Svadhisthana al entablar un monólogo interno negativo porque tus emociones te dicen, por ejemplo: «Ya lo has fastidiado otra vez. Acabas de engordar cinco kilos», o cuando te bebes una botella entera de vino porque piensas que tu pareja nunca te entenderá o vuelves a tu amante por cambiar de pareja sexual.

Asimismo, sentirte avergonzado de tu propia sexualidad creará bloqueos y obstaculizará tu creatividad. Bloquear el flujo de energía puede ser tan perjudicial como ser excesivamente indulgente con esa energía sin límites.

ACEPTAR LOS DONES DEL SEGUNDO CHAKRA

Los regalos que recibes de tu chakra sacro son probablemente algunos de los dones más poderosos y transformadores que existen.

La transmutación sexual

Según Napoleon Hill, autor del mundialmente conocido libro *Piense y hágase rico*, la energía sexual es la energía más potente que poseemos los seres humanos. Nos explica que se trata de la energía más poderosa, motivadora y emotiva si la transmutamos sabiamente: en otras palabras, si la canalizamos a otras actividades creativas y generamos ideas innovadoras para hacer del mundo un lugar mejor. Y, continúa, si combinamos la energía sexual con la energía del amor (cuarto chakra), podemos alcanzar cualquier cosa que nos propongamos. A esto lo llama transmutación de la energía sexual.[2]

Puedes canalizar tu energía sexual en cualquier actividad creativa, ya sea horneando un delicioso postre, confeccionando un disfraz, coreografiando un baile o inventando un nuevo dispositivo electrónico. Los emprendedores, escritores y científicos son ejemplos de aquellos que saben cómo utilizar con éxito la energía sexual convirtiéndola en poder creativo.

La intimidad sexual

En los *Yoga Sutras* de Patanjali se habla del uso de la energía sexual para la intimidad sexual y el placer. El primer sutra presenta los *yamas*, preceptos morales para los que desean vivir un estilo de vida yóguico y disciplinado. El cuarto yama es *bramacharya*. Bramacharya puede interpretarse como abstinencia sexual. El concepto original era abstenerse de la actividad sexual para preservar los fluidos sexuales, conocidos como *shukra* en sánscrito, para alcanzar una mayor iluminación. En cierto modo, esto refleja el pensamiento filosófico de la transmutación del sexo. El propósito de bramacharya era que el deseo sexual no debe ser usado para fines egoístas e interesados. Una persona que tiene varias parejas sexuales o que va de una a otra no está ejerciendo abstinencia sexual.

La práctica de bramacharya significa usar tu energía sexual para el placer sexual en una relación comprometida e íntima, en la que tu interés es dar a tu amado.

LA CURACIÓN DEL CHAKRA SVADHISTHANA

AFIRMACIÓN DIARIA

Tengo derecho a sentir lo que siento.
Me permito seguir mis sueños. Me merezco el placer y todo lo bueno en mi vida. Me dejo llevar.

LA CURACIÓN DEL CUERPO FÍSICO

Como gran parte del segundo chakra incluye el cuerpo emocional, la curación de tus emociones es una parte integral de la curación de Svadhisthana. Mientras exploramos la curación física del segundo chakra, me gustaría que pensaras en aspectos como la aceptación de tu género, tus órganos sexuales, la belleza de tu cuerpo físico y tu sentido del gusto. Aunque el género y el sexo no son lo mismo, la polaridad de la energía del segundo chakra, que incluye opuestos, indica la identidad de género. Por ejemplo, algunas mujeres están avergonzadas de ser mujeres y por lo tanto ocultan sus cuerpos bajo una ropa poco favorecedora o encorvan los hombros al caminar o estar de pie. Algunos hombres, que quizá hayan sido anulados por madres dominantes, tienen miedo de mostrar su fuerza y masculinidad.

Mejorar tu sentido del gusto

El sentido del gusto está ligado al elemento del agua, el Kapha dosha ayurvédico y el segundo chakra. Nuestro sentido del gusto puede estropearse comiendo alimentos inadecuados, como los fritos, procesados y artificiales, y bebiendo alcohol. Degustar la comida es parte de la experiencia sensual de estar vivo. Puedes revitalizar y mejorar tu sentido del gusto enjuagándote la boca con aceite de sésamo crudo orgánico.

En el capítulo de la curación del primer chakra sugerí comer en silencio. Puedes ir un paso más allá saboreando realmente lo que estás comiendo y prestando mucha atención a los sabores que disfrutas. Una buena manera de desengancharse de la comida basura es sentarse en silencio y sentir la experiencia sensorial de los alimentos malos para la salud. Hace años, solía comer comida rápida de vez en cuando. Cuando noté la capa de grasa pegada a la lengua y los dientes y el recubrimiento de azúcar que me quedaba en la boca tras beber bebidas azucaradas, me di cuenta enseguida de que no me gustaba nada ese sabor. A partir de ahí fue fácil prescindir de esta comida.

Encarnar el agua

Las prácticas curativas del segundo chakra que utilizan agua o movimientos similares a los del agua pueden ser calmantes. A algunos les atraen las masas de agua para realizar actividades como nadar, surfear o navegar. Otros prefieren bailar, taichí o qigong. El yoga, especialmente cuando fluye lentamente, es muy recomendable para la sanación continua del segundo chakra. Sabrás intuitivamente qué prácticas de movimientos acuáticos resuenan contigo. Escoge movimientos que abran las caderas, estimulen los órganos internos y fortalezcan la parte inferior de la espalda.

Centrarte en respirar adecuadamente

La mayoría de la gente no sabe respirar de manera consciente. A las mujeres se les enseña a meter el vientre o a usar pantalones excesivamente ceñidos. Los hombres se aprietan el cinturón para tratar de parecer más delgados. Como consecuencia de esto, muchos terminan respirando con el pecho, lo cual da lugar a una respiración superficial como la que se produce en un estado de pánico. Cuando respiras naturalmente, tu vientre debe inflarse y desinflarse. Esto se conoce como respiración abdominal o diafragmática y consiste en inspirar desde la parte inferior del abdomen alrededor del área del segundo chakra. Sentirás cómo la parte inferior del abdomen se hincha al inspirar adecuadamente. Para tener una respiración curativa completa abstente de apretar los músculos del estómago. Déjalo suelto. Visualiza el aire como una rueda giratoria que circula libremente a través de tu abdomen. A medida que espiras, sentirás cómo el abdomen se mete, hacia la columna vertebral. Cuando tu respiración pase al área entre el hueso púbico y el ombligo, te sentirás inmediatamente más tranquilo y relajado.

Honrar tu ciclo menstrual

Aunque esta sección está dedicada a las mujeres, los hombres que lean este libro podrán utilizar este conocimiento para ayudar y apoyar a las mujeres que formen parte de sus vidas. Vivimos en una sociedad que está constantemente en marcha. En el mundo actual no es aceptable tomarse días de baja por enfermedad, reducir el ritmo o mostrar falta de empuje para alcanzar logros. Esa mentalidad atenta contra la esencia de la creatividad. El pensamiento y los esfuerzos creativos se desarrollan mejor en el silencio y la quietud. La energía creativa necesita espacio para poder circular a través de sus canales. Cuando llenas tu horario de actividades y vas a toda velocidad, no hay espacio ni pausa. Las mujeres fueron bendecidas con un ciclo natural para reducir el ritmo por lo menos una vez al mes: sus ciclos menstruales. Sus ritmos corporales naturales exigen este espacio para centrarse y tranquilizarse. El cuerpo femenino pide descanso, relajación e introspección durante la menstruación. Si ella honra esas necesidades, se verá revitalizada al comenzar un nuevo ciclo. Por consiguiente, el segundo chakra permanecerá abierto y alineado. No solo experimentará un aumento de la fertilidad y del flujo en su vida, también se beneficiará de una mayor creatividad en el camino de la abundancia y de la manifestación de los deseos.

Alimentos para mejorar el tejido reproductivo

Los remedios ayurvédicos para ayudar a la fertilidad y a curar los tejidos reproductivos (*shukra dhatu*) consisten en la adición de espárragos, brócoli, leche orgánica, dátiles frescos orgánicos, mangos maduros frescos orgánicos y pudín de arroz orgánico a tu dieta. Para reducir las toxinas antes de intentar concebir, desintoxica el primer y segundo chakras tomando hierbas suaves como la *senna* o la fórmula ayurvédica de *Triphala*. Las especias como el comino, el comino negro y la cúrcuma son también buenas para el tejido reproductivo. Estos alimentos y especias ayudarán a curar este tejido tanto en hombres como en mujeres.

Asanas de yoga y ejercicios de *pranayama* para curar el segundo chakra

El yin yoga es un estupendo estilo de yoga para ayudar a equilibrar el segundo chakra. Su propósito es mantener el cuerpo fresco realizando movimientos lentos y manteniendo cada postura de tres a cinco minutos. En las clases de yin cuentas con el apoyo de accesorios de yoga como bloques, mantas, cojines y correas. Una serie de posturas de yin yoga te ayuda a abrir las caderas y a trabajar con el tejido conectivo. Las asanas que vienen a continuación son yin, excepto la última, *Dhanurasana*. He incluido *Dhanurasana*, una postura yang, porque ayuda a traer energía vibrante al segundo chakra.

> Puedes ver un vídeo demostrativo
> de estos ejercicios en
> www.youtube.com/c/MichelleFondinAuthor.
> Haz clic en la lista de reproducción y selecciona
> **Chakra Healing Asanas & Pranayamas**.
> Desliza el cursor por la lista hasta
> encontrar lo que buscas.

Respiración por la fosa nasal izquierda – *Ida Nadi Pranayama*: siéntate erguido y coloca la mano izquierda sobre tu regazo. Los dedos índice y corazón de la mano derecha sobre la fosa nasal derecha para cerrarla. Inspira y espira lentamente solo por la fosa nasal izquierda. Haz esta técnica respiratoria durante uno o dos minutos.

Posturas de la vaca y el gato: a gatas, extiende los dedos de las manos en el suelo y flexiona los dedos de los pies. A medida que inspiras, alza la rabadilla hacia el cielo, levanta la cabeza y mira hacia arriba, mientras bajas el vientre hacia el suelo. Al espirar, lleva el ombligo hacia la columna vertebral y la barbilla al pecho, baja la rabadilla y eleva la columna vertebral en una curva, como un gato furioso. Haz ocho series de vaca y gato.

Postura de la paloma – *Eka Pada Rajakapotasana*: desde la postura a gatas desliza la rodilla derecha hacia delante y apoya todo el lateral externo de esa pierna sobre la esterilla. Adelanta el talón derecho alejándolo de la pelvis tanto como sea posible. Estira completamente la pierna izquierda hacia atrás y coloca el pie izquierdo en el suelo mientras acercas las caderas al suelo. Baja los codos y descansa la frente. Si las caderas están tensas, puedes colocar un cojín o almohada debajo de la cadera derecha. Mantén la postura durante tres minutos, luego cambia al otro lado.

Postura de la cobra – *Bhujangasana*: túmbate sobre el vientre. Desliza los pies juntos de manera que los dedos gordos se toquen. Apoya la frente en el suelo. Con las palmas en el suelo, lleva los dedos ligeramente por detrás de los hombros manteniendo los codos doblados. Aprieta las nalgas y empuja el hueso púbico hacia la esterilla. Lleva los hombros hacia atrás, separados de las orejas. Empuja hacia abajo con las manos y abraza los codos contra el torso para levantar del suelo la cabeza y la parte superior del pecho. Presta atención a los pies y asegúrate de que permanecen en el suelo. Si lo haces correctamente, debes sentir esta postura en la zona lumbar (área del segundo chakra) y en los tríceps. Para convertir la asana en una postura yin, a medida que levantas la cabeza y el pecho, lleva los codos bajo las costillas y coloca las manos y los antebrazos en la esterilla, como una esfinge. Relaja los hombros dejándolos caer y respira mientras estimulas la parte inferior del vientre y la zona lumbar. Mantén durante dos minutos.

Postura del bebé feliz – *Yoga Nidrasana*: ¿alguna vez has visto a un bebé acostado bocarriba agarrarse los pies y reír felizmente? Esa es la idea de la postura del bebé feliz. Tumbado de espaldas, levanta las piernas, dobla las rodillas y separa ampliamente las rodillas y los pies. Sujeta con las manos los bordes exteriores de los pies flexionados. Parecerá la postura de cuclillas al revés. Si no puedes agarrarte los pies, sujétate los tobillos o las pantorrillas. Para estimular los riñones, inspira profundamente y aguanta la respiración. Sin dejar de aguantar la respiración, mécete de lado a lado de seis a ocho veces; a continuación espira mientras vuelves al centro. Repite la serie dos o tres veces.

Postura del ángulo reclinado con ayuda/postura de la mariposa reclinada – *Supta Baddha Konasana*: túmbate sobre la espalda. Junta las plantas de los pies mientras abres ampliamente las rodillas, en forma de mariposa. Permite que las caderas se relajen por completo. Si el estiramiento es demasiado intenso, puedes colocar bloques de yoga bajo las rodillas. Ponte las manos sobre el vientre y céntrate en la respiración. Mantén la postura de tres a cinco minutos.

Postura del arco – *Dhanurasana*: comienza tumbado sobre el abdomen con los brazos a los costados. Alza los pies al aire y extiende las manos hacia ellos. Puedes agarrarte los pies o los tobillos. Levanta la cabeza y el pecho y respira profundamente en la parte inferior del abdomen. Una respiración rítmica profunda creará un movimiento de balanceo y estimulará tus órganos internos. Esta es también una postura estupenda para los dolores menstruales. Mantenla de uno a dos minutos y repite dos o tres veces.

 ## LA CURACIÓN DEL CUERPO EMOCIONAL Y ENERGÉTICO

Hay muchos problemas relacionados con el cuerpo emocional del segundo chakra, desde la sexualidad reprimida hasta la baja autoestima pasando por la indulgencia excesiva. La curación de esta área te ayudará a cerrar muchas cicatrices emocionales y a avanzar en tu viaje emocional y espiritual.

Desarrollar la autoestima

La buena autoestima se puede tener de nacimiento o ser el resultado de la educación. En ocasiones los niños que se han criado dentro de una misma familia tienen diferentes niveles de autoestima. Otras veces, la baja autoestima parece ser el resultado del abandono o del abuso físico o emocional durante la infancia. Sea cual sea la causa, desarrollar la autoestima hasta que vuelva a unos niveles normales puede ser una tarea ardua.

La práctica del yoga, prestando especial atención a la curación de los chakras, puede ayudar a elevar la autoestima. Las personas con baja autoestima están constantemente buscando la aprobación de otros. Esto se conoce como *referencia objetiva*. La referencia objetiva dice: «Soy valioso por lo que hago, por quien me ama o por lo que tengo». Acertado o no, esto es lo que sucede. Pero en realidad es imposible complacer o impresionar a todo el mundo —cien personas tendrán cien opiniones diferentes de ti—, sin contar con que intentar hacerlo es agotador. En cambio, la autorreferencia dice: «Soy valioso porque soy parte integral de este gran universo. Soy necesario y querido porque estoy aquí. Dios, la madre naturaleza o mi poder superior están dentro de mí y tengo la misma esencia creativa que habita en ellos».

Cuando asimilas las prácticas y la filosofía del yoga, tu foco pasa de la referencia objetiva a la autorreferencia. Cuando se produce este cambio, tienes un momento eureka: por fin te das cuenta de que todo lo que has estado luchando para conseguir aprobación (por supuesto, sin conseguirla) no te lleva a ninguna parte. Ya eres perfecto como eres.

Conviértete en tu mejor amigo. Antes de decirte algo a ti mismo o de pensar algo sobre ti, pregúntate si se lo dirías a tu mejor amigo.

Cuidar de ti mismo

Cuida tu cuerpo como una buena madre cuidaría de su hijo. La madre se asegura de que el niño coma de tres a cinco veces al día y obtenga los nutrientes que necesita. Se asegura de que descanse lo suficiente y diariamente lo saca a pasear. Lo acaricia y lo tranquiliza cuando está asustado. Se asegura de que tenga tiempo para el juego, el trabajo y los amigos. Una buena madre lleva a su hijo a revisiones médicas y le da vitaminas para crecer. Cuídate igual que te cuidaría ella.

Cuidar es una característica del segundo chakra. Cuando te cuides a ti mismo, mejorarás la energía de tu segundo chakra.

Liberarte de adicciones

Las personas que sufren de adicción, en cualquier forma, tienen un desequilibrio del segundo chakra.

Los adictos buscan placer a toda costa a través del objeto de su adicción y seducirán y engañarán a los demás para conseguirlo. Al tratarse de la energía del segundo chakra, hay una sensación de comunicación con los demás, pero el objetivo no es la conexión y el amor en el sentido más elevado del chakra, sino más bien alcanzar una solución temporal con un momento fugaz de bienestar. Sin embargo, todos los intentos descaminados de alcanzar la trascendencia y la iluminación a través de medios destructivos generan deuda kármica y sumen al adicto en un endeudamiento cada vez más profundo.

El tema de la adicción me toca la fibra sensible porque tengo un ser querido que sufre de alcoholismo. Me obsesioné tanto con el estudio del alcoholismo que escribí un libro acerca de este tema, titulado *Help! I Think My Loved One Is an Alcoholic: A Survival Guide for Lovers, Family, and Friends* [¡Ayuda! Creo que mi ser querido es alcohólico: Guía de supervivencia para amantes, familia y amigos]. Creo firmemente en los programas de doce pasos para tratar cualquier adicción. Algunas adicciones pueden superarse por medio de prácticas como la meditación y el yoga, pero como me dijo uno de mis amigos en recuperación, el *-ismo* sigue estando ahí. La adicción no se produce de la noche a la mañana ni se soluciona en un día. Si tú o alguien que amas sufrís de adicción, te recomiendo encarecidamente que busques ayuda profesional además de la curación basada en los chakras u otras prácticas holísticas y espirituales.

La sanación emocional

En la salud es innegable la conexión mente-cuerpo. Numerosos estudios, incluido uno publicado en el número del 11 de enero de 2017 de *The Lancet*,[3] muestran que la salud emocional puede tener tanto impacto en la salud cardíaca como el consumo del tabaco o la obesidad. Hacer ejercicios de salud emocional es tan útil como hacer ejercicio físico. Quienes no han nacido con una visión optimista de la vida quizá tendrían que practicar diariamente para incrementar su salud emocional con objeto de fortalecer los músculos de la positividad.

Estas son algunas cosas que puedes hacer diariamente:

- Decir, cantar o escribir afirmaciones positivas y abstenerte de hablarte a ti mismo negativamente.
- Escribir tus pensamientos en un diario.
- Quedar con buenos amigos en lugar de tener solo relaciones virtuales.
- Ofrecerte como voluntario una vez a la semana o una vez al mes.
- Llevar un diario de gratitud: anota de forma habitual todo aquello por lo que te sientes agradecido.

LA CURACIÓN DEL CUERPO ESPIRITUAL

Alinearte y aceptar tu poder de creación puede ayudar a sanar la energía espiritual de tu segundo chakra. Tu poder para crear te fue dado libremente por tu creador y por lo tanto es bueno. En la curación del segundo chakra nos esforzamos para superar las creencias limitadoras sobre nuestra sexualidad y nuestra creatividad.

La sexualidad

La interpretación religiosa de la intimidad sexual ha ensuciado este acto natural y humano concebido por Dios. Algunos de los múltiples adjetivos que oímos en círculos religiosos sobre el sexo son *vergonzoso*, *sucio*, *pecaminoso* y *lujurioso*. Creo que esto crea una energía negativa alrededor de la sexualidad y la denigra. A consecuencia de esto, la gente se esconde y habla en susurros a puerta cerrada sobre la intimidad sexual. Este aura de opresión puede hacer que algunos se vuelvan extremistas y causa estragos en las relaciones.

Personalmente no creo que el Creador del universo, que nos dio la consciencia y la percepción consciente del amor y la intimidad, tuviera la intención de que las cosas fueran así. Para sanar tu energía sexual probablemente tendrías que cambiar tu manera de pensar y tu comportamiento encaminándolos por una vía más saludable.

La interpretación occidental del tantra o del sexo tántrico, en su más puro significado, nos ofrece una imagen más clara de una manera más espiritual de vivir la sexualidad. Nos diferenciamos de los demás animales en que tenemos la capacidad de controlar y modificar nuestras emociones, la respiración, las funciones corporales y la conexión entre unos y otros y con el espíritu. Tenemos la opción de actuar de una manera diferente a la que manda el instinto y las reacciones programadas en nuestro cerebro por nuestros ancestros.

El acto de intimidad sexual tal y como yo lo entiendo en el marco del yoga, que significa 'yugo', 'unir' o 'unirse', puede tener un carácter espiritual, puede ser una manera de honrar el cuerpo, la mente, el alma y el espíritu de tu pareja y viceversa. En consonancia con bramacharya, es mejor explorar esta unión dentro de una relación comprometida, exclusiva y a largo plazo. La intimidad sexual espiritual brinda más conciencia a la conexión física que, por así decirlo, un acto puramente mecánico. Esto implica tomarse el tiempo para conocer a tu pareja a todos los niveles y alcanzar el nivel de vulnerabilidad necesario para crear una unión en el sentido yóguico del término. El acto de hacer el amor puede ser una experiencia verdaderamente trascendente.

Con esta comprensión de la sexualidad trascendente, no querrás tomarte a la ligera el acto de hacer el amor sino enfocarlo desde un punto de vista de pureza en lugar de vergüenza: una sensación de pureza que viene de tu interior, como un verdadero reconocimiento del don que te brinda tu sexualidad, en lugar de una idea impuesta por alguien o algo externo. Cuando asimiles en tu ser esta comprensión, no querrás desperdiciar tu energía sexual en una experiencia mediocre o puramente física.

Lo que viene a continuación son algunos aspectos que quizá desees explorar en tu interior al tratar la sanación de la energía sexual de tu segundo chakra:

1. ¿Qué visión tengo de mi sexualidad?
2. ¿Qué me enseñaron sobre la sexualidad durante la infancia?
3. ¿Le he entregado alguna vez mi cuerpo a alguien por las exigencias que me imponía?
4. ¿Alguna vez he tenido una experiencia sexualmente íntima en la que me sentí conectado a mi pareja en cuerpo, mente, alma y espíritu?
5. ¿Alguna vez he utilizado el sexo para conseguir lo que quiero?
6. ¿Mi visión de la intimidad sexual ha cambiado a lo largo de los años?
7. ¿He tenido síntomas físicos en el segundo chakra como consecuencia de mis creencias sobre mi sexualidad? (Algunos ejemplos son dolor en la zona lumbar, problemas uterinos, disfunción eréctil y quistes en los ovarios).
8. ¿Cómo voy a cambiar mi manera de ver mi sexualidad para ayudar a sanar mi segundo chakra?

La creatividad

De niña creía que el gen creativo solo lo había heredado mi hermana, que era artística por naturaleza. Yo miraba mis garabatos y los muñecos de palitos que dibujaba y me imaginaba destinada a una vida de trabajo de oficina y búsquedas intelectuales.

Sin embargo, a medida que fui creciendo aprendí que tenía algo de creatividad en mis genes. Después de todo, escribir es creativo. Pero también me encanta hornear, cocinar y bailar. Crear consiste en tomar las materias primas que conoces, como palabras o ingredientes, y juntarlas para formar algo nuevo. Así que incluso si eres contable y has descubierto una forma más eficiente de registrar cifras, eres un creador.

Dicho esto, despertar la energía creativa del segundo chakra consiste en abrirte a la mente creativa del universo para que te ayude a lo largo del camino. Napoleon Hill dice lo siguiente en *Piense y hágase rico*: «Los grandes artistas, escritores, músicos y poetas llegan a ser grandes porque adquieren el hábito de confiar en esa "vocecita tranquila" que les habla desde su interior, por medio del poder de la imaginación creativa».[4] Explica que esta imaginación creativa, conocida también como «intuición», se obtiene solo a través de cuatro fuentes: la inteligencia infinita, nuestra mente subconsciente, la mente de otra persona y la mente subconsciente de otra persona. Explica que el genio solo se libera mediante este método y que la mayoría de la gente no accede a esta increíble fuerza durante toda su vida. Esto me recuerda al gran Walt Disney, que pese a sus tremendos fracasos y reveses, trabajó el segundo chakra de una manera positiva para crear magia para las familias de todo el mundo.

Tomarte un descanso de la monotonía diaria para hacer algo creativo puede permitir que tu imaginación se desboque. Soñar despierto, imaginar y dejar vagar la mente son maneras maravillosas de crear cualquier cosa que desees. Como dice el conferenciante y autor Tony Robbins: «Todo lo que hay en tu mundo exterior comenzó en tu mundo interior».[5]

Dedica hoy treinta minutos a hacer algo creativo. Apaga todos los dispositivos electrónicos y da rienda suelta a tu imaginación. Sumérgete en el flujo creativo.

MEDITACIÓN GUIADA SVADHISTHANA

Siéntate cómodamente con los ojos cerrados vestido con una ropa que te permita respirar plenamente con la parte inferior del abdomen. Inspira y espira profundamente un par de veces imaginando que la respiración circula por toda la zona del segundo chakra.

Visualiza un color anaranjado profundo girando como un disco, limpiando la zona por encima del hueso púbico y por debajo del ombligo. Imagina que este disco giratorio recoge deshechos, toxinas y cualquier otra forma de negatividad que quede en el chakra Svadhisthana. Imagina el disco, como un imán, atrayendo toda la energía negativa y obstruida de la vejiga, los órganos sexuales, la zona lumbar y la pelvis. Una vez que el disco giratorio naranja recoge todos los deshechos del segundo chakra, desintegra esa negatividad y la convierte en polvo. Ese polvo será eliminado a través de tu sistema excretor. Ahora tu segundo chakra está libre de todo bloqueo y negatividad. A continuación, imagina que un agua hermosa y limpia como el agua clara del océano atraviesa tu segundo chakra, puliéndolo y dejándolo como nuevo. Imagina el sonido silbante del agua salada al pasar, devolviéndole la armonía a tu chakra de la creatividad.

Ahora está listo para pasar a un aspecto más elevado de la energía del segundo chakra. Te liberas de las adicciones, la lujuria, los antojos, la baja autoestima, la disfunción sexual y la infertilidad. Ahora está listo y abierto para crear cualquier cosa que desees. Eres libre de crear un hijo, un nuevo trabajo, un nuevo hogar, una nueva relación, una nueva empresa o una nueva obra de arte. Puedes lograr cualquier cosa que imagines. Tu energía creativa es una con la mente creativa del universo. Para tu sanación, partes de esta energía, la energía de la Fuente. La creatividad fluye a través de ti y se proyecta en el exterior. Tus posibilidades son infinitas. Observa lo conectado que te sientes al elemento agua.

Nota lo despierto y vivo que sientes tu chakra de la creatividad. Puedes realzar las vibraciones cantando el mantra *VAM* tres veces.

La curación del cuerpo energético con gemas y colores

Puedes vestirte de color naranja o rodearte de objetos de ese color a lo largo del día para acordarte de centrarte en la sanación del segundo chakra.

Las piedras preciosas para este chakra son ámbar, calcita anaranjada, citrino y venturina naranja.

IDEAS QUE CONSIDERAR PARA TOMAR CONSCIENCIA DEL SEGUNDO CHAKRA

1. Soy fuerte y saludable. Soy valioso y perfecto tal y como soy. Soy una fuerza creativa como la Fuerza que me creó.

2. Voy a pasar parte del día cerca del agua —una fuente que fluye, un estanque, un río, un arroyo o el mar— o me sumergiré en sonidos acuáticos como la lluvia cayendo o las olas del mar. Mientras escucho y experimento el poder del agua, imaginaré la fluidez de mi cuerpo. Pese a que aparentemente es sólido, está siempre fluyendo y transformándose.

3. Voy a abrazar el poder de la energía lunar y sus ciclos crecientes y menguantes. Sé que yo también tengo ciclos en mi cuerpo y los respeto. Respetaré mi necesidad de descanso y relajación, así como de actividad. Me alinearé con los ciclos terrestres del día y la noche y el cambio

de las estaciones y al hacerlo me moveré con el flujo creativo del universo.

4. Voy a respetar mi necesidad de jugar, bailar, cantar, pintar, hornear y expresarme a mí mismo y a mi cuerpo de maneras creativas. Sé que ceder a este lado despreocupado de lo que soy va a crear equilibrio en mi vida.

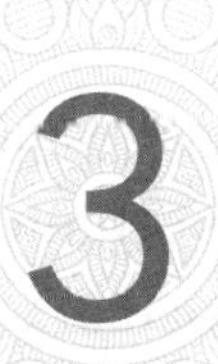

3 EL CHAKRA DEL PLEXO SOLAR

Manipura

ELEMENTO: fuego (*tejas*)
COLOR: amarillo
MANTRA: *RAM*

El tercer chakra se llama Manipura, que se traduce como 'gema brillante' o 'el lugar de la morada del ser'. El chakra Manipura es fuerte e importante, ya que representa la aparición de la personalidad en el mundo exterior. Es la sede del ego. El elemento y el planeta del tercer chakra van estrechamente unidos, ya que el elemento es el fuego y el planeta es el sol. La ubicación física del chakra Manipura es el plexo solar, la zona que se encuentra justo encima del ombligo. Imagina el Manipura como un sol amarillo resplandeciente que expande su brillo hacia el exterior y se muestra al mundo. El páncreas, las glándulas suprarrenales, el sistema digestivo, el diafragma y el músculo psoas forman parte del chakra del plexo solar. El sentido de Manipura es la vista y el órgano sensorial es el ojo.

El tercer chakra es el último de los chakras de la materia física. Las lecciones que aprendemos de los primeros tres chakras nos ayudan a ascender a los planos más elevados donde se encuentran las oportunidades para el despertar espiritual. Muchos se quedan estancados en las lecciones de los tres primeros chakras, repitiéndolas una y otra vez, pero sin aprender por ello cómo cosechar los beneficios de estas energías desde una perspectiva más elevada. Ciertamente es fácil equivocarse de vez en cuando, pero si aprendes a trascender las limitaciones de los chakras de la materia, serás capaz de cambiar y evolucionar para que la próxima vez que surja un problema lo manejes de forma distinta. Y eso es lo que realmente representa el tercer chakra: la transformación.

Manipura es nuestro centro de poder personal. Cuando este chakra está bien abierto y alineado, experimentamos una sensación de poder al actuar. Sentimos que podemos satisfacer eficazmente nuestras necesidades y deseos y transformar nuestras vidas. Cuando está equilibrado, el poder de Manipura trae el cambio y nos hace avanzar para lograr objetivos. Desequilibrado, da lugar a una manera de actuar egoísta y poco eficaz.

El dosha ayurvédico para el tercer chakra es Pitta (fuego y agua), y el guna es *rajas*.

El color que atribuimos al chakra del plexo solar es el amarillo como el sol. El mantra, o *bija* (semilla) de sonido, que entonamos para el tercer chakra es *RAM*.

LAS AFECCIONES DEL TERCER CHAKRA

Entre las afecciones del tercer chakra figuran la diabetes u otras enfermedades del páncreas, las úlceras, la hipoglucemia, las alteraciones digestivas como el síndrome del intestino irritable, las disfunciones del tracto digestivo y las enfermedades del hígado y los riñones. Las afecciones mentales consisten en una forma grave de depresión de origen químico con tendencias suicidas.

LA ENERGÍA DEL TERCER CHAKRA

Los deseos de destacar, ser importante y alcanzar el éxito son parte de la energía del tercer chakra. Un fuerte chakra Manipura te hará brillar intensamente ante el mundo. Mientras que el segundo chakra tiene yin, o energía femenina, el tercero tiene yang, o energía masculina. Ligado al tipo Pitta de mente-cuerpo ayurvédico, que se compone de fuego y agua, la energía del tercer chakra tiene que ver con el calor, el brillo y la vitalidad del sol.

El sol es brillante, radiante, hermoso y cálido. También es penetrante, constante y revitalizador. La energía del sol hace que la gente tenga empuje, se centre en alcanzar sus metas y sea apasionada y brillante. Quienes encarnan la energía del sol se esfuerzan mucho y no se rinden nunca. Sin embargo, el sol también puede ser tórrido, insoportable, demasiado brillante, abrasador e implacable y quienes están excesivamente impulsados por la energía solar pueden mostrar estas cualidades. Podrían perder los nervios rápidamente, ser impulsivos, dominantes o críticos.

Como sucede con todas las energías, puedes utilizar la energía del tercer chakra para fines positivos o negativos, dependiendo de tu perspectiva. Vamos a suponer que debes terminar un proyecto de trabajo. Para completarlo necesitas la motivación interior de Manipura y su energía ilimitada. Sin embargo, si la usas para controlar a quienes te rodean, criticarlos y señalarles que tu forma de hacer las cosas es mejor, podrías estar usándola negativamente.

La fuerza interior

Para lograr cualquier objetivo, necesitas empuje, concentración y disciplina. El empuje viene del deseo y de la voluntad. La concentración te permite avanzar en tu tarea sin distracciones. La disciplina es la fuerza de voluntad que te permite aunar el empuje y la concentración para alcanzar tu meta.

El poder personal refleja un desarrollo saludable del tercer chakra. Veamos, por ejemplo, un niño cuyo sentido del yo emerge y comienza a expresarse como separado de sus padres. Los padres que aman a sus hijos verán su sentido de la individualidad y la independencia como una fase normal de su desarrollo. Lo guiarán amorosamente, mientras le permiten tener sus propias preferencias personales y sus deseos, que pueden o no coincidir con los suyos. Este niño crecerá desarrollando un sentido positivo de su identidad y no tendrá miedo a asumir riesgos y hacerse valer. Será capaz de destacarse del resto y confiar en su propio criterio en lugar de seguir ciegamente a los demás por miedo. Por otro lado, los padres que no están sanos psicológicamente verán el afán de independencia del niño como una amenaza y podrían sofocar su necesidad de diferenciarse. Estos padres crearán lazos insanos a través de la culpa, la vergüenza y los comportamientos codependientes. Se negarán a cortar el cordón umbilical, por así decirlo. Un niño que crece en este tipo de ambiente tendrá dificultades para afirmar su voluntad y saber lo que quiere hacer en la vida para celebrar sus dones únicos. Puede que tenga miedo a destacar entre la multitud. De adulto, este niño podría sentirse desamparado o elegir amigos y parejas que contribuyan a este sentimiento de desamparo, dominándolo. En la edad adulta tendrá que solucionar esos problemas del tercer chakra, creados en la niñez temprana, para tomar posesión de su fuerza interior.

La voluntad

De la fuerza interior surge la fuerza de voluntad. Los deseos carnales y materiales, formulados en el segundo chakra, se mantienen bajo control por el tercero. La fuerza de voluntad dice: «No voy a tomarme ese segundo trozo de tarta» o «Necesito permanecer fiel a mi cónyuge a pesar de que esta persona tan atractiva se me está insinuando». La fuerza de voluntad ayuda a crear la concentración necesaria para manifestar deseos poniendo toda la atención en un solo objetivo. A mí me dice: «Voy a pasar dos horas diarias escribiendo este libro, por más distracciones que haya en mi vida». Tu fuego interior surge para forjar el camino hacia tu destino. Una fuerza de voluntad potente ayuda a postergar la gratificación. Esto muestra una evolución personal de la energía del segundo chakra y su tendencia hacia la impulsividad y la gratificación inmediata. Quienes aprovechan la energía de la fuerza de voluntad del tercer chakra pueden conseguir grandes logros personalmente y para ayudar a los demás. La fuerza interior y la fuerza de voluntad combinadas nos dan nuestro sentido de valía personal positiva. Nos dicen lo que queremos y cómo conseguirlo.

El éxito

Puedes utilizar la energía del tercer chakra para destacar entre los demás como un faro. Cuando la usas de manera positiva, te eleva y te convierte en un ejemplo brillante para tus amigos, familiares y compañeros. A menudo quienes trabajan con la energía Manipura positiva inspiran a través de sus logros académicos, laborales o deportivos a quienes buscan alcanzar los mismos objetivos. Sin embargo, si lo único que te impulsa es buscar la aprobación de los demás para que te pongan en un pedestal, nunca llegarás a dar la talla y tratarás de esforzarte cada vez más hasta que fracases por completo, a menudo debido a un estado de agotamiento. Incluso en los grandes logros debe haber un propósito más elevado para equilibrar la euforia temporal que provoca alcanzar la cima.

Todos conocemos historias de famosos del mundo del cine o el deporte que llegaron a lo más alto y lo tenían todo y luego cayeron en desgracia, perdieron todo su dinero o quedaron atrapados en las garras de la adicción. Esto también le sucede en la vida cotidiana a personas anónimas cuyo éxito consistió en conseguir un buen sueldo, una gran casa, un coche de alta gama o la familia ideal, y que al final se dieron cuenta de que se sentían profundamente desgraciadas. Sin un propósito superior, todos vemos cómo se apaga nuestro brillo. En ese momento, el vínculo con los chakras superiores se vuelve indispensable.

NUESTRA RELACIÓN SOCIAL CON EL TERCER CHAKRA

Si tuviéramos que colocar a los Estados Unidos, como país, en una energía de chakra, sería la tercera. Somos un país de triunfadores, constantemente en marcha. Exigimos que las tiendas estén abiertas veinticuatro horas siete días a la semana y queremos que todo sea más grande, mejor, más rápido y más fuerte. También tendemos a ser una sociedad de individuos que ascienden por una escalera invisible. A veces, en particular en el mundo empresarial, nos esforzamos por eclipsarnos unos a otros e incluso «eliminar» a los competidores. Cuando examinas la historia de los Estados Unidos, tiene sentido que encarnemos la energía del tercer chakra. Fuimos un pueblo indómito que se alzó contra el *statu quo*. Nuestros antepasados se rebelaron contra gobiernos y monarquías opresivos y contra la persecución religiosa. Muchos de los inmigrantes actuales han sido lo suficientemente fuertes como para escapar de los baluartes de la corrupción política o el caos y buscar la libertad en una tierra mejor. Somos una sociedad con empuje.

Los Estados Unidos se fundaron sobre los dones, el talento y la energía de todos los que llegaron a este país para crear una vida mejor. Sin embargo, ese deseo ardiente tenía un precio. La destrucción de la población indígena, su cultura y su tierra ha creado una deuda kármica que es necesario pagar. Si hoy en día nos fijamos en la codicia que está llevando al agotamiento de los recursos naturales de la Tierra y a los incentivos que premian una mayor competición y acumulación de bienes materiales, podemos ver cómo los efectos transformadores del elemento fuego pueden consumirnos.

Esta energía ha tenido graves consecuencias. El pueblo estadounidense es uno de los más enfermos y adictos del mundo. A menos que reequilibremos la balanza, los Estados Unidos no podrán avanzar con una fuerza positiva para contribuir a hacer del mundo un lugar mejor.

Ciertamente, otras sociedades modernas están sufriendo consecuencias similares debido al descontrol de la energía de nuestro fuego interno. También ellas deberán enfrentarse al hecho de que la única manera de sobrevivir es cambiar para alcanzar un mayor equilibrio.

El trabajo de los hombres con el tercer chakra

La madre naturaleza dotó a los hombres de un yang y una energía del tercer chakra naturales. Tradicionalmente a lo largo de la historia, los hombres eran cazadores, recolectores, protectores de la familia, guerreros y líderes. Las mujeres, con una energía yin natural, eran criadoras, cuidadoras, amas de casa, curanderas y creadoras. En las tribus y en las antiguas sociedades se admiraba a los hombres como protectores y héroes. Esto proporcionaba a sus egos el impulso que tanto necesitaban para seguir saliendo a poner sus vidas en peligro y luchar para proteger lo suyo.

La sociedad moderna, en su mayor parte, ha eliminado este rol, dejando a los hombres perdidos y confundidos. He hablado con muchos hombres jóvenes e incluso mayores que aseguran que no pueden entender cuál es su papel en la vida familiar y en la pareja. Su fuerza interior dice que es el de cabeza de familia y proveedor, el de protector y el de caballero cortés. Pero las mujeres que forman parte de sus vidas parecen ser dominantes, testarudas y contradictorias a la hora de expresar sus deseos. Con familias en las que ambos cónyuges trabajan, la aportación que el hombre proporcionaba tradicionalmente con sus ingresos ha dejado de verse como algo especial. A medida que las mujeres se fortalecen físicamente por medio del *kickboxing*, el levantamiento de pesas u otros entrenamientos intensos, los hombres han ido perdiendo su papel de protectores. La inseminación artificial ha hecho que se vuelvan insignificantes incluso en la paternidad. Unas pautas indeterminadas han disminuido su papel en la sociedad. Lo mismo que las mujeres que han adoptado un papel más masculino, los hombres tienen que descubrir cómo ser fieles a su verdadera naturaleza mientras cumplen con las exigencias de la vida moderna.

La energía equilibrada del tercer chakra tiene que ver con ser fiel a quien realmente eres. Los hombres, al igual que las mujeres, no pueden tener miedo a expresar quienes son en su interior. La negación es peligrosa. Como mujer de cuarenta y seis años que ha criado dos hijos casada, divorciada o con pareja, quiero animar a mis lectores varones: estad orgullosos de vuestra masculinidad y de lo que eso significa para vosotros. La gente os respetará más cuando aceptéis vuestro poder personal. Si quieres invitar a una chica, abrirle la puerta y llevarle la bolsa de la compra, hazlo. Si quieres quedarte en casa con los niños mientras tu cónyuge trabaja, hazlo. Y si eres feliz siendo el sostén y el protector, encuentra a una pareja que lo respete. En otras palabras, no cambies quien eres porque la sociedad haya cambiado. Necesitamos más hombres que estén dispuestos a ser fieles a sí mismos y a ser los hombres que quieren ser.

VIVIR DESDE EL CHAKRA MANIPURA

A las personas que están atascadas en el tercer chakra se las puede acusar de egocéntricas. Un niño que pasa por esta etapa está absorto en el «yo» y en el «mío». Si intentas tomar su juguete, lo agarrará y dirá: «¡Mío!». El niño está tratando de definirse como un ser separado de sus padres y cuidadores. Los adultos que viven en este estado de conciencia piensan que son el centro del universo. Creen que son el sol y que todos los demás giran a su alrededor. Se lo toman todo, para bien y para mal, como algo personal. Brillan intensamente porque tratan de impresionar a los demás. Sin embargo, si te tropiezas con su lado negativo, te quemará, como el calor del sol. Empiezan y terminan sus conversaciones con la palabra *yo* porque les encanta hablar de sí mismos.

Otro subgrupo que parece encarnar de forma natural la energía del tercer chakra es el de los adolescentes. Están obsesionados con la moda y la apariencia física y fascinados con los ídolos de la música pop y con los famosos de televisión. Se sienten cohibidos si no llevan la ropa adecuada y pueden sentirse juzgados por los compañeros por no encajar en el grupo. Quienes viven en este estado de consciencia basan su felicidad en las reacciones de los demás y en su propia popularidad. Anhelan la aprobación y hacen grandes esfuerzos para conseguirla. Si no los apruebas o los elogias, caerán en la depresión o empezarán a criticarte por no tener una elevada opinión de ellos.

A las personas del tercer chakra se las puede etiquetar como adictas al trabajo o de personalidad tipo A porque dan la impresión de estar siempre persiguiendo un objetivo inalcanzable. El objetivo puede ser el estatus, el dinero, el reconocimiento o la fama. Sin embargo, cuando lo logran, surge la insatisfacción porque parecen querer siempre más para saciar su sed de aprobación y reconocimiento.

RECONOCER LOS DESEQUILIBRIOS DEL TERCER CHAKRA

El ego es una parte de nosotros. Representa nuestro sentido de la identidad en este mundo. En muchas filosofías orientales e incluso en la psicología occidental, se ve como algo negativo. El ayurveda, sin embargo, considera el ego como una parte integral de lo que somos. Me suscribo a la teoría ayurvédica, y es algo que he enseñado en mis cursos de meditación durante muchos años.

La filosofía del yoga nos enseña que en nuestra existencia tenemos varias capas o envolturas. Hay tres capas grandes: el cuerpo físico, el cuerpo sutil y el cuerpo causal. Cada una de ellas está formada de capas pequeñas. El cuerpo físico está compuesto por el entorno, el cuerpo y el cuerpo energético, que incluye los chakras. El cuerpo sutil está compuesto por la mente, el intelecto y el ego. El cuerpo causal incluye el alma individual, el alma colectiva y el alma universal. Todas estas capas son absolutamente necesarias para formar lo que somos como personas. Ninguna es más importante que otra.

Si te resulta difícil entender la naturaleza algo esotérica de estas capas, piensa en tu vida y en los papeles que desempeñas. Como mujer, podrían ser los papeles de hija, hermana, madre o esposa. Puedes desempeñar el papel de alguien que trabaja, va de compras, da consejos a un amigo y tiene aficiones. Como hombre, podrías ser hijo, padre, hermano o esposo. Quizá eres alguien que programa ordenadores, practica deportes, hace voluntariado en una entidad benéfica o juega a videojuegos. Todos estos roles son partes integrales de quien eres como persona. Aunque un papel puede tener preponderancia sobre otro en un momento dado en tu vida, no hay un solo papel que pueda eclipsar a todos los demás.

Muchos llegan a una práctica espiritual, como el yoga, con la mentalidad de «tengo que deshacerme del ego y ser una persona totalmente espiritual». Esta perspectiva tiende a crear desequilibrios y debe ser abordada con cautela.

El ego es tu personalidad en la sociedad. Representa tu sentido de la individualidad y la singularidad. La autoestima y el amor propio emanan de tu ego. Tu sentido del poder personal y tu sensación de logro vienen de la consciencia del ego. Si desempeñas cualquier papel en las relaciones con los demás y en la sociedad, debes aceptar a tu ego como amigo. Por ejemplo, si estás buscando empleo, es necesario que expliques por qué eres mejor candidato que los demás. Has de conocerte y tener confianza en ti mismo para indicar tus fortalezas, talentos y experiencia.

Cuando estás buscando un compañero de vida, necesitas tu ego no solo para atraer a una posible pareja, sino también para conquistarla. ¿Ves como es casi imposible ir por la vida rechazando tu ego?

Sin embargo, el ego puede volverse problemático cuando toma el control y actúas *solo* desde la consciencia de él. A veces podemos acostumbrarnos a buscar únicamente en el exterior la satisfacción a nuestras necesidades y nuestros deseos y olvidarnos de que todo el mundo está intentando hacer lo mismo. Puedes reconocer esta limitación e intentar trascenderla volviéndote consciente de tu ego. Nota cuándo estás siendo egocéntrico o egoísta. Actúa como un detective e indaga el motivo. Si por naturaleza tiendes a pensar en ti en primer lugar, supéralo averiguando primero lo que quiere la otra persona o mediante la decisión de establecer turnos. O tal vez estés actuando desde la consciencia del ego porque solías negar tus necesidades, anhelos y deseos y ahora estás harto. Cualquiera que sea la razón, atiende los mensajes de tu ego y toma medidas para equilibrar la situación.

ACEPTAR LOS DONES DEL TERCER CHAKRA

Conviértete en un deslumbrante ejemplo de quien eres. Aunque puedes utilizar los dones de tu tercer chakra para abrirte camino en la vida, también puedes emplearlos para ayudar a mejorar la vida de los demás. Puedes usar tu empuje para crear un movimiento o para protestar contra la injusticia, para contribuir a una obra benéfica o a una causa o para montar tu propio negocio. La fuerza interna es un regalo. Te permitirá defender tus creencias y a aquellos que lo necesitan y rebelarte contra quienes podrían perjudicarte.

Gracias a los dones del chakra podrás establecer límites y ser enérgico. Estos son aspectos positivos que marcan la distancia entre tú y los demás y que, a largo plazo, crean relaciones más positivas y satisfactorias en todos los aspectos de tu vida.

LA CURACIÓN DEL CHAKRA MANIPURA

AFIRMACIÓN DIARIA

Me mantengo firme en mi poder personal como un ejemplo brillante para los demás.

Estoy seguro de mis anhelos, necesidades y deseos.

LA CURACIÓN DEL CUERPO FÍSICO

Durante el periodo que pasamos en el vientre de nuestra madre, nos nutríamos a través del cordón umbilical. Mediante ese conducto recibíamos todo nuestro sustento. Gracias a esta alimentación constante no nos faltaba de nada y al interrumpirla comenzó nuestro viaje de separación en esta existencia física. El momento simbólico del corte del cordón está íntimamente ligado al desarrollo del tercer chakra. En el transcurso de esos nueve meses, se nos dio todo lo que necesitamos para sobrevivir y prosperar en este viaje de la vida en la Tierra. Suponiendo que nos hayamos desarrollado normalmente a nivel físico y mental, tenemos un cuerpo y una mente que funcionan. Así que, en nuestro estado de separación, podemos descifrar nuestra misión para los aproximadamente cien años siguientes.

La confianza que desarrollamos en el primer chakra y los deseos del segundo nos llevan al empuje y el poder del tercer chakra. Estas tres fuerzas se unen para impulsarnos a trabajar, crear la vida que deseamos y empezar a cumplir nuestro propósito en ella.

Curiosamente, seguimos recibiendo alimento a través de la misma área del cuerpo que antes de que se cortara el cordón umbilical. El tercer chakra es el asiento de la digestión. El ayurveda describe *agni*, o la fuerza digestiva, como la forma definitiva de determinar la salud de una persona. *Agni* significa 'fuego', y un agni saludable nos permite asimilar los nutrientes que consumimos transformándolos en energía vital para movernos por la vida. Un agni saludable también nos ayuda a digerir las emociones y las experiencias. La salud de tu fuego digestivo determinará cómo pasas cada día. En el cuerpo físico, fortaleces tu chakra del plexo solar por medio de una nutrición adecuada y ejercicios para mejorar tu fuego interior.

La digestión y la asimilación apropiada de nutrientes

El ayurveda nos enseña mucho sobre la creación de un agni saludable. Cuando tu agni es fuerte, creas sustancias químicas curativas llamadas *ojas.* Un agni débil produce toxinas llamadas *ama.* Comer alimentos equilibrados e integrales te ayuda a desarrollar un sistema digestivo saludable. Abstente de comer alimentos procesados, artificiales y producidos químicamente. Cómelos orgánicos siempre que te sea posible. Equilibra tu alimentación comiendo frutas y verduras de colores naturalmente vibrantes, por ejemplo los pigmentos morados profundos de la berenjena, el rojo de los pimientos y tomates; los verdes oscuros de la col rizada, las berzas y las espinacas, o los profundos matices anaranjados de la calabaza, las naranjas y las zanahorias.

Para una digestión apropiada, reduce al mínimo los alimentos crudos y cuece o saltea ligeramente las verduras. Durante las comidas evita tomar bebidas que no sean agua a temperatura ambiente y asegúrate de comer en un ambiente tranquilo. El ayurveda también sugiere tomar comida recién cocinada en lugar de sobras y alimentos recalentados.

Asanas de yoga y ejercicios de *pranayama* para curar el tercer chakra

Es relativamente fácil equilibrar el tercer chakra a través del movimiento y la respiración. Puedes mejorar tu digestión y llevar salud al chakra Manipura con solo caminar durante diez minutos después de cada comida.

> Puedes ver un vídeo demostrativo
> de estos ejercicios en
> **www.youtube.com/c/MichelleFondinAuthor.**
> Haz clic en la lista de reproducción y selecciona
> **Chakra Healing Asanas & Pranayamas.**
> Desliza el cursor por la lista hasta
> encontrar lo que buscas.

Respiración de fuelle – *Bhastrika*: traducido como 'respiración de fuelle', es una forma de crear calor en el cuerpo. También puedes utilizar esta técnica de respiración si estás tratando de adelgazar. Para practicar bhastrika, siéntate en el suelo con las piernas cruzadas o en una silla con las plantas de los pies pegadas firmemente al suelo, la columna erguida y los hombros relajados. Vas a respirar por la nariz con los labios cerrados. Enfoca tu atención en el área alrededor del ombligo y el diafragma. Para empezar, inspira pasivamente a través de la nariz y espira con fuerza mientras contraes el vientre hacia la columna vertebral. Luego inspira con fuerza mientras hinchas el vientre. Sigue espirando e inspirando de manera forzada con incrementos de un segundo. Puedes incluso decirte en voz baja a ti mismo *uno-dos-uno-dos-uno-dos*. Tras unos diez segundos, descansa y haz una profunda inspiración y espiración. A continuación, inicia una segunda serie de bhastrika. Practica bhastrika durante uno o dos minutos. Puede que al terminar te sientas como si hubieras hecho muchas series de abdominales.

Postura del barco – *Navasana*: siéntate erguido con las rodillas flexionadas y las plantas de los pies pegadas firmemente al suelo. Si estás sobre una superficie dura, siéntate en una manta doblada. Céntrate en un punto delante de ti y fija la mirada aproximadamente a la altura de los ojos. Con los brazos a los costados, agarra la parte posterior de los muslos. Cuando sientas que estás centrado, alza los pies del suelo. Endereza las piernas tanto como sea posible (si es necesario, puedes mantener las rodillas ligeramente flexionadas). Cuando estés listo, suelta los muslos y extiende los brazos frente a ti. El torso y las piernas estarán en forma de V. Aunque te inclinarás hacia atrás, estira la espalda. Mantén la postura todo el tiempo que puedas. Para salir de *Navasana* vuelve a sujetarte las piernas y baja los pies al suelo.

Postura de la plancha: comienza a gatas con las manos justo bajo los hombros y las rodillas separadas a aproximadamente la anchura de las caderas. Extiende la pierna derecha hacia atrás y coloca la parte anterior de la planta del pie hacia abajo. Luego extiende la pierna izquierda y coloca ese pie hacia abajo para que ambas piernas estén rectas. Mantén las caderas paralelas al suelo; trata de no sobrecompensar elevándolas en exceso o bajándolas demasiado. Cuando estés haciendo la plancha correctamente, sentirás el fuego intenso en tu vientre. Respira hondo. Si al principio solo puedes mantenerla durante uno o dos segundos, baja una rodilla al suelo y después la otra. Repite el ejercicio de tres a cuatro veces.

Saludos al sol – *Surya Namaskar*: como su nombre indica, los saludos al sol consisten en saludar al astro solar. Esta serie clásica de doce posturas de yoga alarga y fortalece todos los grandes grupos musculares del cuerpo. Estos movimientos se hacen repetidamente para mejorar la flexibilidad, la fuerza y la salud cardiovascular. Puedes encontrar muchas variaciones de los saludos al sol; no hay una única manera correcta de hacerlos.

 ## LA CURACIÓN DEL CUERPO EMOCIONAL Y ENERGÉTICO

Aceptar el poder personal es más difícil para algunos que para otros. Las dificultades pueden derivar de la educación o de la personalidad. Por ejemplo, si te han educado unos padres abusivos, disfuncionales o excesivamente autoritarios, quizá tengas miedo de reclamar tu poder personal. O quizá nunca aprendiste a defenderte y a defender tus creencias. O puede que fueras tímido por naturaleza y nunca se te haya dado bien ponerte firme. Pero independientemente de la causa, puedes mejorar a la hora de reclamar tu poder.

Los límites

La manifestación de la energía del tercer chakra consiste en gran medida en establecer límites. Cuando estableces límites respetuosos, estás diciéndoles a los demás: «Sé quién soy y estoy orgulloso. Me siento seguro de mí mismo y puedo decir "no" respetuosamente cuando lo considere apropiado». Quienes no establecen unos límites firmes o carecen de ellos pueden mostrarse agresivos, enojados y críticos por no ser capaces de trazar adecuadamente una línea entre lo que es suyo y lo que no lo es. A causa de esto tienden a hacerse cargo de los problemas, asuntos y responsabilidades de los demás y al final, cuando ya no pueden más, explotan.

No fijar unos límites claros es una consecuencia de la falta de autoestima. Quienes no establecen con claridad sus límites tienen miedo a que no los quieran. La mayor parte de sus actos no surge de su poder sino de una sensación de impotencia.

Tratar de agradar siempre a los demás denota que no has fijado unos límites definidos. Implica ocultar tus verdaderos anhelos, necesidades y deseos o suprimirlos para que otros puedan conseguir lo que quieren y, de esta manera, agradarles. Pese a que puede parecer el fruto de un corazón bondadoso, agradar a toda costa a la gente es deshonesto e incluso una manera de manipularla. Si eres de los que intentan agradar siempre a todos, quizá te preguntes por qué nadie te respeta. La razón es que todo el mundo tiene sus necesidades y los demás lo saben intuitivamente. Quienes aceptan tu actitud servil suelen actuar desde su ego. Saben que pueden lograr lo que quieran de ti. Pero ellos también necesitan límites. Los límites muestran que te respetas a ti mismo lo suficiente para no dejar que te pise nadie.

En segundo lugar, mientras actúes con servilismo y sin establecer unos límites claros nunca experimentarás tu poder personal. Ceder con el único fin de agradar puede dejarte con una sensación de frustración y resentimiento. Puedes aprender a establecer límites siendo claro cuando los demás te piden algo en lugar de responder con negatividad. Por ejemplo, si un buen amigo vuelve a pedirte que le prestes dinero para pagar la cena y no te lo devuelve, podrías establecer un límite diciéndole: «Te lo voy a dejar. Pero quiero que sepas que es la última vez que te dejo dinero». En este caso, aunque lo más fácil sería enfadarte con tu amigo o criticarlo, al hacerle saber lo que estás o no estás dispuesto a hacer y mantenerte firme, te sentirás fortalecido sin provocar sentimientos negativos.

La firmeza

Al crecer con una madre muy estricta, no siempre me mostré firme. De niña, me avergonzaba mucho cuando ella devolvía artículos en las tiendas por haber gastado más de lo que llevaba encima, cosa que sucedía con frecuencia. Mi madre importunaba a los vendedores inventándose historias y llegaba incluso a recurrir a las lágrimas para salirse con la suya. Cuando le preguntaba por qué se comportaba así, porque aquello me daba mucha vergüenza, me respondía que solo estaba siendo firme. Yo pensaba para mí: «Si eso es ser firme, nunca seré firme en mi vida». Cuando me hice mayor y llegué a comprender que aquello no era firmeza sino manipulación, aprendí poco a poco a no dejarme pisar.

Para desarrollar y sanar tu sentido del poder personal, puedes aprender a ser firme sin ser manipulador. Una manera sencilla de practicar la firmeza es decir que no. Si alguien te pide que hagas algo que no quieres hacer, puedes responderle diciendo que no. Ni siquiera tienes que justificar ese no. A quienes no establecemos unos límites claros nos cuesta decir la palabra *no* como una frase completa y sin explicación. A quienes asumen con determinación su poder personal no les supone ningún problema decir que no. Otras variaciones de *no* podrían ser: «Lo siento, no puedo», «Ese día estoy ocupado» o «Ahora mismo no». Quienes establecen adecuadamente sus límites se mantienen firmes en sus decisiones y se abstienen de cambiar de opinión. Si dices que no pero luego permites que tu interlocutor te convenza para cambiar de idea, no estás manteniendo tus límites.

Otro problema frecuente con la falta de firmeza es negar tus necesidades. ¿Alguna vez un amigo te ha preguntado a dónde quieres ir a comer o qué película quieres ver y le has respondido: «adonde/lo que quieras. Me da lo mismo»? De hecho, puede haber momentos en que lo digas de corazón. Sin embargo, si ves que siempre respondes esto, lo más probable es que estés negando tus propias necesidades, al menos algunas veces, para evitar discusiones. Practica la firmeza opinando y manteniéndote fiel a tus decisiones.

Acepta la responsabilidad de tu historia

Todos tenemos una historia sobre cómo llegamos a donde estamos hoy. Si creemos que en lugar de los protagonistas de esa historia somos, de algún modo, sus víctimas, nos sentiremos desvalidos. Las victorias personales y los triunfos contra la adversidad suelen ser una fuente de inspiración para los demás; sin embargo, quienes no viven su poder personal usarán las historias como un medio para inspirar compasión o para que los compadezcan por sus circunstancias. Una vez escuché a alguien expresarlo de esta manera: «Tu historia no te ha pasado a ti, ha pasado *para* ti». Cuando logres adoptar esta perspectiva, el mundo se te abrirá. Tu sensación de empoderamiento sanará muchos aspectos de tu vida.

A los veintiocho años me diagnosticaron un cáncer de tiroides. No consentí que esta noticia o experiencia condicionara quién soy ni me amargara la vida. La usé para crear una nueva vida y abrirme a poder ayudar a otros que están enfermos y sufren. Aunque luché durante mucho tiempo contra el cáncer, le estoy agradecida porque eso me convirtió en quien soy ahora.

Uno de mis maestros favoritos, el doctor Wayne W. Dyer, solía decir que la vida nos ofrece lecciones y que podemos aprender la lección a la primera o bien repetirla. Aceptar nuestra historia pero sin dejar que esta nos dirija nos ayuda a entender la lección, aprender de ella y seguir avanzando.

También he escuchado esta lección explicada comparándola con un diamante. Los diamantes surgen en el manto superior terrestre, a unos ciento sesenta kilómetros bajo la superficie. Se forman con el tiempo, por medio de la presión intensa y las elevadas temperaturas y emergen a la superficie de la tierra por alguna fuerte erupción volcánica que arroja los diamantes a una velocidad de entre treinta y cincuenta kilómetros por hora. Los diamantes que permanecen bajo la superficie no se pueden apreciar ni admirar.

El periplo de un diamante no es fácil; no obstante, es una de las gemas más hermosas y escasas del planeta.

Y lo mismo se puede decir de ti. Sin presión y calor no brillarás con toda tu intensidad. Cada obstáculo que encuentras —cada crítica, decepción o retroceso— tiene como objeto ayudarte a desarrollar tu sentido de poder personal. Sanar tu ser emocional en el tercer chakra consiste en apreciar todas las circunstancias de tu vida como fuerzas no contra ti sino para ti que te impulsan a convertirte en la versión más elevada de ti mismo.

LA CURACIÓN DEL CUERPO ESPIRITUAL

Aunque el tercer chakra descansa en el plano físico, en su energía hay algo inherentemente espiritual. En el segundo chakra utilizamos el poder de la creación, la fuerza creativa del universo. Tener el poder de crear a partir de la nada es algo increíble y milagroso. Sin embargo, la creación en sí misma no es tan satisfactoria hasta que se presenta al mundo. Cuando pasamos del segundo al tercer chakra, revelamos nuestra creación. Nuestra creatividad se manifiesta en forma física y la sacamos a la luz. Por ejemplo, la concepción y los nueve meses de desarrollo de un bebé en sí mismos no satisfacen a los padres; solo cuando el bebé sale de la matriz que lo ha mantenido protegido y emerge al mundo se convierte en una inmensa alegría para sus progenitores.

Escribe tus intenciones y deseos

Tu voluntad y tus deseos no pueden manifestarse hasta que te quede claro lo que quieres de la vida. Quizá conozcas a algunas personas que están constantemente buscando, yendo de un lado a otro pero carentes de una verdadera dirección. La energía solar es térmica, penetrante, luminosa e intensa. Si eres capaz de usar esta energía para concentrarte intensamente, podrás lograr cualquier objetivo.

¿Alguna vez has entrado en un cuarto oscuro con una linterna? Si la enciendes y la enfocas hacia la habitación, la luz se dispersa y cubre un área mayor. Aunque ilumina, es difícil distinguir los objetos con claridad. Pero si enfocas la luz en un objeto determinado más cerca de ti, podrás examinarlo detalladamente. La luz es poderosa. Cuando está enfocada y concentrada, como un láser, puede atravesar la carne humana o incluso el acero.

Declarar tus intenciones y poner tus deseos en palabras es una forma de enfocar tu energía y atención en lo que te gustaría ver manifestado en tu vida. Si te enfocas en algo, ya tienes la mitad del trabajo hecho, tal y como recoge la expresión: «A donde va la atención, fluye la energía». Escribir tus intenciones y deseos es un proceso sencillo pero poderoso. Puedes hacerlo como quieras. Saca lápiz y papel o tu dispositivo electrónico favorito y escribe todo lo que se te ocurra. Lo hagas como lo hagas, solo tienes que expresarlo. Si se te queda en la cabeza, será solo una idea.

Llévalo al mundo físico. No te preocupes de si tus deseos son «realistas» o no. El universo se encargará de esos detalles. De todas formas, las intenciones y los deseos que vibran a menor frecuencia no se manifestarán. Por ejemplo, si escribes: «Me gustaría que se muriera mi suegra», aunque estés bromeando, se trata de un deseo de una frecuencia más baja y no se hará realidad. Dicho esto, para empezar, quizá valdría la pena explorar por qué tienes esos sentimientos negativos hacia ella. Pero si escribes: «Me gustaría tener un Audi descapotable», ese puede o no ser un deseo más elevado dependiendo del significado que tenga en la trayectoria general de tu vida. En otras palabras, procura no reprimirte cuando escribas esta lista inicial de intenciones y deseos. Fíjate en lo que sucede.

Sé sincero contigo

Cuando estás descubriendo quién eres dentro de ti y lo que deseas de fuera, es importante que seas sincero. Muchos nos pasamos la vida entera tratando de ser lo que creemos que alguien quiere que seamos. Elegimos cuidadosamente nuestras palabras, conducta y acciones basándonos en lo que los demás podrían pensar de nosotros. Si sucumbes a la tentación de enmascarar tu verdadero yo, te resultará imposible aprovechar tu poder personal. Tu trabajo consiste en ser el «tú» más auténtico que puedas ser. De lo contrario, obtendrás unos resultados pésimos representando el papel de otro que no es quien estabas destinado a ser. Si te gusta vivir rodeado de lujo, no te hagas pasar por un monje. O si prefieres la soltería, no te cases solo para que tu familia se quede tranquila.

El tercer chakra es un buen lugar para empezar a ser sincero contigo mismo. Tu lista de intenciones y deseos te dará la oportunidad de ver exactamente en qué punto de tu viaje te encuentras. Por ejemplo, si ves un montón de objetos materiales en tu lista, podría significar que estás en un momento en el que no crees que tus necesidades financieras o materiales estén bien cubiertas o que le das una gran importancia al estatus y a la posición en el mundo externo. También podría indicar una falta de espiritualidad en tu vida actual.

La finalidad de la honestidad en este ejercicio no es juzgarte sino entender dónde estás. Y donde estás es exactamente donde se supone que debías estar. ¿Cómo vas a poder cambiar de dirección si no tienes ni idea de dónde te encuentras?

Cuando reconoces honestamente quién eres, puedes empezar a vivir de otra manera. Volvamos a la analogía del bebé que sale del vientre de su madre. Hasta que sale del útero, entra en este mundo y se corta el cordón, el bebé depende por completo de su madre para todo. Sin ella no puede sobrevivir. Incluso después del nacimiento, durante el primer par de años depende de la madre para su subsistencia básica y su nutrición. Luego, a medida que va creciendo, comienza a afirmar su independencia y dice: «¡Eh, mundo, este es quien soy yo!». La reivindicación de su voluntad no suele producirse con suavidad y de forma relajada. Quizá estés muy familiarizado con los arrebatos de obstinación infantil: «Quiero hacerlo a mi manera» o «¡Lo hago yo!». Estas declaraciones son ejemplos de cómo el niño se diferencia de sus padres y cuidadores y se convierte en un individuo con deseos, necesidades y anhelos.

MEDITACIÓN GUIADA MANIPURA

Siéntate o túmbate cómodamente con la columna vertebral estirada y cierra los ojos. Inspira profundamente, permitiendo que la parte baja del abdomen se expanda, y luego espira por completo. Repite dos veces. Mientras relajas el cuerpo, presta atención al plexo solar. Imagínate un gran círculo que rodea el ombligo como un sol brillante. A continuación, imagina un disco giratorio moviéndose a través de ti, desde el ombligo hasta la espalda, en el otro lado. Esta rueda gira y vibra rápidamente mientras genera energía abierta.

Visualiza el color amarillo, vibrante como la luz solar. Imagina los rayos de este sol saliendo de tu ombligo y expandiéndose en todas las direcciones. Este es tu sentido del poder personal. Esta luz brillante es para que expandas tu brillo por el mundo. Es la expresión de tu contribución a los demás por medio de tus dones y talentos. Imprégnate de la convicción interna de que puedes conseguir cualquier cosa que te propongas. Eres fuerte y poderoso.

Tienes una pasión y una energía enormes para lograr tus metas.

Mientras te deleitas con el resplandor de tu poder personal, piensa en tus intenciones y deseos. Como el sol que permite que las semillas sembradas cumplan su destino, sabes que tu energía solar brillante da vida a tus intenciones y hace cumplir tus deseos. Tu poder interior insufla vida a tus intenciones con cada inspiración y espiración. Con tiempo y paciencia harás realidad esas intenciones y las sacarás a la luz. Sabes que esto es verdad y tienes absoluta confianza en ti mismo y en tu capacidad de manifestar la realidad.

Al sentir la energía de tu tercer chakra, sabes quien eres. Tienes un fuerte sentido de la identidad. Estás orgulloso de mostrarte al mundo. Te sientes seguro de tus dones, tus talentos y lo que tienes para ofrecer. Puedes realzar las vibraciones cantando el mantra *RAM* tres veces.

La curación del cuerpo energético con gemas y colores

La mejor manera de curar a través del color del tercer chakra es sumergirte en la energía solar, sobre todo el sol. Si está nublado o es una estación en la que apenas se ve el sol, pasa un tiempo a la luz de una lámpara de terapia solar de espectro completo. Las piedras preciosas para el tercer chakra son el ámbar, el citrino, la turmalina amarilla y el ojo de tigre.

IDEAS QUE CONSIDERAR PARA TOMAR CONSCIENCIA DEL TERCER CHAKRA

1. Puedo afirmar mi voluntad de forma positiva. Me mantengo fiel a mis convicciones y tengo derecho a tener mi propia opinión.
2. Confío en quién soy y soy responsable de mi historia.
3. La honestidad conmigo mismo y con los demás es el único camino a la autenticidad.
4. Mi poder personal me hace fuerte y hoy tomaré medidas para avivar mi fuego interior.

4 EL CHAKRA DEL CORAZÓN

Anahata

ELEMENTO: aire (*vayu*)
COLOR: verde esmeralda
MANTRA: *Yum*
MANTRA ESPECIAL: *Om mani padme hum*

El cuarto chakra, Anahata, se sitúa en el centro del corazón. Es donde se unen la materia y el espíritu. Marca el punto medio, con tres chakras por debajo y tres por arriba. Sin duda, se trata de un chakra muy importante ya que es nuestro centro de amor y conexión.

Aquí trasciendes los confines de los chakras inferiores y accedes a una mayor conciencia de vivir en el dharma, tu deber justo o senda virtuosa. El amor fluye de ti. Eres pacífico, alegre y compasivo. Tus acciones ya no son egoístas sino que tienen como objetivo ayudar a los demás a superar el sufrimiento.

Anahata abarca el centro del corazón, los pulmones, los brazos y las manos. También incluye los sistemas circulatorio y linfático. En el cuarto chakra es primordial el flujo de prana, o la fuerza vital, ya que los pulmones residen aquí. El aire fluye hacia dentro y hacia fuera desde el momento de tu nacimiento hasta el momento en que respiras por última vez. La fuerza del prana se regula en parte mediante el control de la respiración.

La mente, a su vez, mantiene la calma o se agita basándose en tu habilidad para regular tu respiración. Cuanto más lenta y controlada se vuelve esta, más se tranquiliza tu mente. Un patrón respiratorio más rápido y errático da paso al pensamiento rápido y desorganizado, que puede provocar ansiedad, pánico y hasta psicosis. No puede producirse un ataque de pánico cuando la respiración es serena, uniforme y constante.

El chakra Anahata es también donde residen tus deseos más profundos y sinceros. Pese a que tienes deseos que emanan del segundo y tercer chakras, los del cuarto chakra son más profundos e intensos y poseen una mayor calidad espiritual.

En el cuarto chakra predominan dos doshas ayurvédicos: Kapha y Vata. El asiento principal del Kapha dosha se encuentra en el pecho y a su alrededor, incluidos el estómago, los pulmones, el corazón, las vías bronquiales y las membranas mucosas que recubren el sistema respiratorio.

Vata desempeña asimismo un papel principal en el cuarto chakra ya que el elemento del chakra es el aire, uno de los componentes de Vata. El sentido del tacto y su órgano, la piel, son ambos partes integrales del Vata dosha y del cuarto chakra. Además, el subdosha de Vata, prana vata, localizado en el corazón y los pulmones, es responsable del flujo ascendente de aire.

Los gunas que gobiernan el chakra del corazón son *rajas* y *sattva*. El color que le atribuimos es verde esmeralda. El mantra, o *bija* (semilla), que entonamos para el cuarto chakra es *YUM*.

LAS AFECCIONES DEL CUARTO CHAKRA

Aunque los desequilibrios en cualquiera de los chakras pueden originar afecciones, los del chakra del corazón pueden causar enfermedades graves y mortales. La mente, el cuerpo y el espíritu están estrechamente vinculados, y la región anatómica del chakra del corazón gobierna los principales sistemas corporales vitales, entre ellos la respiración y la salud cardíaca, por eso te animo a que te asegures de mantener el chakra del corazón abierto y alineado. En Estados Unidos, las enfermedades cardiovasculares son la primera causa de muerte y las enfermedades respiratorias, la tercera.[1]

Entre las afecciones del cuarto chakra figuran las enfermedades cardíacas, la enfermedad pulmonar, las afecciones de la presión arterial, los trastornos del timo, los problemas vasculares, las afecciones respiratorias y circulatorias y problemas como el cáncer de mama.

LA ENERGÍA DEL CUARTO CHAKRA

La traducción de la palabra en sánscrito *anahata*, 'intacto' o 'sin daño', representa perfectamente la energía del cuarto chakra. El amor, la emoción del cuarto chakra, puede ser impreciso y difícil de comprender en su sentido más completo. Puedes decir, en una sola frase, «las dos cosas que más quiero son mi mamá y el chocolate», pero el amor tiene diferentes significados en ambos casos. Quedarte sin chocolate no puede generar la misma reacción que la pérdida de tu madre; sin embargo, se puede utilizar la misma palabra para describir la emoción que sientes sobre la persona y la cosa.

El cuarto chakra hace de puente entre la materia y el espíritu, y empezamos a experimentar una forma más altruista de amor que solo crece con una mayor conciencia espiritual. En los tres primeros chakras, la principal motivación del amor es satisfacer las necesidades. En el primero, se dice «amo para poder satisfacer mis necesidades». En el segundo, «amo para que el otro me ame». En el tercero, «amo para que los demás puedan ver que soy una buena persona y así poder amarme a mí mismo». Todas estas son etapas del desarrollo del amor y no son inherentemente negativas pero pueden ser expresiones inmaduras de amor.

Al crecer en madurez espiritual, cuando llegas al cuarto chakra, el amor viene de una fuente menos condicional. Aprendes a amar aunque te hagan daño y sin importarte que los demás satisfagan siempre tus necesidades o no. Amas porque sabes que, como la honestidad, aprendida en el tercer chakra, el amor es una vibración de una frecuencia más elevada que te llevará a una mayor autenticidad.

Cuando los padres amonestan a su hijo pequeño, no es raro que este les diga: «¡Mamá, te odio! ¡Te odio, papá!». Los padres que actúan desde el cuarto chakra no responden con odio sino con amor. Los mayores líderes espirituales del pasado respondieron siempre con amor en presencia del odio. Jesús le dijo a Dios mientras estaba siendo crucificado: «Padre, perdónalos porque no saben lo que hacen».[2] Mahatma Gandhi perdonó a sus opresores. Nelson Mandela perdonó a quienes lo habían mantenido encarcelado durante veintisiete años. Estos ejemplos encarnan el verdadero significado de Anahata. A pesar de estar heridos física, mental y emocionalmente, no permitieron que el odio penetrara en sus corazones.

Quien vive en la energía del cuarto chakra, que está «intacto», acusa los golpes de los demás pero estos no le dejan marcas. Eso es poderoso. Su sentido de la valía, bienestar y capacidad de amar ya no se mide por fuerzas externas. Quien vive así irradia hacia fuera el amor que tiene en su interior.

NUESTRA RELACIÓN SOCIAL CON EL CUARTO CHAKRA

La forma de amor que más suele aparecer en los medios de comunicación no es la verdadera forma de amor del cuarto chakra. Sin embargo, tenemos momentos en los que tocamos este amor, a menudo en tiempos de crisis, cuando nos sacrificamos para ayudar a los demás. Por ejemplo, después de que el huracán Harvey destrozara doscientos tres mil hogares y causara daños por valor de ciento ochenta mil millones de dólares, los trabajadores de los servicios federales de emergencias rescataron a diez mil personas atrapadas bajo sus casas o en las carreteras.[3] Las empresas estadounidenses destinaron más de ciento cincuenta y siete millones a las actividades de recuperación.[4] Una gran número de ciudadanos donó dinero a organizaciones benéficas como la Cruz Roja para ayudar a las actividades de rescate y recuperación. Las efusiones de amor a menudo toman la forma de voluntariado para los necesitados, y estos actos desinteresados son una expresión de la energía del cuarto chakra. Sin embargo, a nivel social, el grado de consciencia no llega sistemáticamente al nivel de amor incondicional.

Para ayudarte a entender perfectamente los diferentes niveles de amor, me gustaría mostrarte algunas definiciones de esta palabra procedentes de los conceptos de la filosofía griega. Aunque en griego hay alrededor de siete definiciones diferentes de amor, voy a presentarte solo algunas para que veas cómo la visión social del amor en nuestra cultura se relaciona con el amor del cuarto chakra.

Eros

Hoy en día la sociedad suele definir el amor en forma de pasión y atracción sexual. Si nos fijamos en los programas de televisión, las películas y la publicidad, la representación del amor tiene que ver con el placer inmediato y el romance apasionado. Gran parte del interés que generan los *realities* en la televisión actual se debe a la exhibición del eros y a la atracción que la sociedad siente hacia este. El eros representa principalmente la energía del primer y segundo chakras de la supervivencia y la procreación.

Filia

La amistad profunda, los lazos fraternales y la camaradería definen la esencia de la filia. Este tipo de amor representa la buena voluntad hacia los demás por una causa o un propósito. Gran parte de la sociedad está basada en este tipo de amor. Por ejemplo, quienes sirven juntos en las fuerzas armadas comparten un vínculo especial; los que asisten a los mismos centros educativos, pertenecen a las mismas hermandades o trabajan para las mismas empresas tienden a reunirse para las celebraciones, y los hinchas de los mismos equipos deportivos se unen. Los vínculos de filia se forman a través de la comunidad y la conexión y son importantes para la sociedad en su conjunto, ya que tener ciudadanos que están conectados amorosamente es mejor que tener individuos aislados que se sienten solos.

Filautía

La filautía, o amor a uno mismo, puede expresarse negativa o positivamente. En el extremo negativo, puede manifestarse como narcisismo, en el caso de quien se obsesiona consigo mismo y con alcanzar la gloria, la fama y el poder personal. La expresión positiva de la filautía es cuando uno experimenta el amor propio desde un nivel superior de conciencia y comparte ese amor más elevado con los demás. El amor propio en su versión negativa perjudica al conjunto de la sociedad.

Aunque en líneas generales no soy escéptica, veo una tendencia al narcisismo que afecta a la sociedad hoy en día. Ya sean los políticos buscando el poder para su propia gloria o los jóvenes tratando de conseguir cinco mil «me gusta» para sus *selfies*, esta visión del mundo caracterizada por «solo yo» es peligrosa. Crea una mentalidad de «nosotros» contra «ellos» que hace que un grupo se alce contra otro, y al final todo el mundo sale perjudicado.

La forma negativa de filautía es la misma que la energía negativa o desequilibrada del tercer chakra. Es cuando el niño rebelde está gobernando el mundo.

Ágape

La forma más elevada de amor y la que mejor representa el cuarto chakra es ágape. Esta es una forma altruista de amor. Cuando los griegos definieron el ágape, lo hicieron en relación con el amor que Dios siente por nosotros y con nuestro amor por Dios. Este tipo de amor desinteresado se extiende a todos, incluidos desconocidos o enemigos. Como expresó con una gran elocuencia el papa Francisco durante las elecciones presidenciales de los Estados Unidos de 2016: «El amor consiste en construir puentes, no muros».[5]

El ágape es comprender que cuando ayudas a los demás, estás ayudándote a ti mismo. En el cuarto chakra empiezas a entender que no hay separación.

La sociedad en su conjunto podrá hacer este cambio de consciencia cuando un número suficiente de individuos tome la decisión consciente de vivir en este nivel de amor. La vida ya no consistirá en sobrevivir ni en conseguir lo «mío», sino en vivir con una actitud de ayudar y servir a los demás. Cuando entre nosotros haya una cantidad suficiente de personas que tomen esta decisión y se alcance la masa crítica, podremos avanzar todos en una nueva dirección para despertar a un estado existencial diferente.

VIVIR DESDE EL CHAKRA ANAHATA

La transición de vivir desde los chakras inferiores a vivir desde los superiores es similar a despertar de un letargo profundo por primera vez. La vida ya no está centrada en la supervivencia, la procreación, el logro de los placeres mundanos, agradar a los demás o los objetivos egoístas. La vida se convierte ahora en una expresión de servicio a otros a través de la compasión, la entrega y la apertura del corazón. Cuando vivimos desde el cuarto chakra, no encarnamos la actitud ambiciosa del tercero, sino más bien una apertura pasiva que atrae a los demás. Mientras que el tercer chakra encarna el yang, o la energía masculina, el cuarto posee el yin o la energía femenina. Un aire de serenidad rodea a quienes viven en el cuarto chakra. Son alegres y ríen con ganas. Su risa es contagiosa. El amor fluye de su ser.

Quienes viven en el cuarto chakra son compasivos con quienes los rodean. Sienten el dolor de los demás y se compadecen profundamente de los que sufren. Su empatía es sincera. Lloran o ríen fácilmente con los demás porque sienten una verdadera conexión con sus experiencias. Su entrega surge de su bondad, no de motivos egoístas. La luz que irradian sus corazones atrae a los demás hacia ellos.

He tenido el enorme placer de conocer a Mata Amritanandamayi, o como la llaman cariñosamente sus seguidores, Amma. Se la conoce como la «santa de los abrazos».

Además de dirigir muchas organizaciones benéficas, recorre el mundo abrazando a la gente, en algunas ocasiones durante veintidós horas al día, sin marcharse hasta que todos los que quieren un abrazo reciban uno. Creció en condiciones de pobreza en el sur de la India. Incluso siendo una niña de escasos o nulos recursos, daba a quienes lo necesitaban. Según su religión hindú, el sufrimiento aparece como resultado del karma, o acciones pasadas que deben ser pagadas. Al reflexionar sobre este concepto, continuamente pregunta: «Si el karma de un hombre es sufrir, ¿no es nuestro dharma (deber) ayudar a aliviar su sufrimiento y dolor?». Amma representa verdaderamente el amor del cuarto chakra. En su presencia, puedes sentir la paz y la serenidad que irradian de su ser. Sus ojos tienen una chispa de alegría y risa sana. Es imposible ver ninguna agitación en ella. Tras haber sentido su poderosa energía vibratoria, solo puedo imaginar lo que habría sido estar en la presencia de Jesús. El amor verdadero vibra en una frecuencia más elevada de lo que la mayoría de nosotros somos capaces de imaginar.

RECONOCER LOS DESEQUILIBRIOS DEL CUARTO CHAKRA

La vulnerabilidad es un atributo del cuarto chakra. Experimentar las recompensas que emanan del corazón requiere una apertura de este, un intercambio bidireccional entre donante y receptor realizado con autenticidad. Si estás dispuesto a ser vulnerable, tus recompensas serán la intimidad y la cercanía.

Las limitaciones son consecuencia del reconocimiento de que no vivimos en un vacío y que incluso quienes pasan la mayor parte del tiempo en la energía del cuarto chakra viven también en la de los tres primeros. Si leíste acerca de las limitaciones de los tres primeros chakras, habrás aprendido que pueden volver a llevarte fácilmente a los estados inferiores de consciencia.

Seguro que en alguna etapa de tu vida habrás experimentado momentos de vulnerabilidad. Le abriste tu corazón a alguien y te hirieron. Cuando esto sucede con la suficiente frecuencia, aprendes a levantar muros o a cerrar tu corazón al amor por completo. Esto te limita en el sentido de que, debido a lo que viviste en el pasado, te vuelves selectivo a la hora de amar y permitir que te amen.

Ceder a las limitaciones del cuarto chakra puede llevarte a la soledad y a un temor permanente al rechazo, y, por consiguiente, a levantar más muros. Cuando te cierras a la gente, llega un momento en que aquellos a los que una vez te abriste y te acercaste con amor se van, lo cual justifica aún más tu miedo a la intimidad y a mostrarte vulnerable.

La manera de acabar con este ciclo es acceder a fuentes de amor más elevadas que provienen de tu conexión espiritual con tu Creador. Para no caer presa de las limitaciones del cuarto chakra es imprescindible que sanes tu corazón cada vez que te sientas afligido por alguien o incluso por haberte decepcionado a ti mismo.

La madurez y el crecimiento en este chakra surgen al reconocer que no tienes por qué seguir sufriendo. Te das cuenta de que negándote a abrir el corazón no vas a ganar nada y en cambio tienes mucho que perder.

ACEPTAR LOS DONES DEL CUARTO CHAKRA

Como muchos solemos entender el amor como eros, nos hemos acostumbrado al caos y al drama. Tendemos a asociar el amor verdadero y las experiencias de la vida real con una sensación de discordia procedente de la pasión. Podemos llegar a ignorar los momentos de paz y armonía que vivimos o dejarlos a un lado tachándolos de aburridos mientras perseguimos la siguiente experiencia intensa. Algunos incluso buscan la pelea, tratan de encontrar asuntos por los que discutir o se juntan con gente problemática solo para «mantener las cosas interesantes».

Estar completamente abierto a los regalos del cuarto chakra consiste en ser capaz de encontrar la paz en medio del caos. Se trata de dejar ir el drama a cambio de disfrutar más plenamente los acontecimientos de la vida. Como le oí decir una vez al doctor Deepak Chopra: «¿Qué disfrute hay en el caos y la histeria?». Cuando encuentras tu sentido de paz interior, la vida comienza a fluir. Te vuelves alegre y eres capaz de reír ante cualquier circunstancia. Eres consciente de que hay belleza en todo, incluso en la tragedia, y de que de la desdicha pueden nacer cosas hermosas. Un ejemplo es Mothers Against Drunk Driving ('Madres en contra de la conducción en estado de embriaguez'), una asociación formada en 1980 por madres que perdieron a sus hijos en accidentes de tráfico. Esta gran organización ha logrado reducir en un cincuenta y cinco por ciento el número de muertes causadas por conductores en estado de embriaguez o bajo los efectos de las drogas. Estoy segura de que eres capaz de pensar en otras organizaciones que nacieron como resultado de acontecimientos trágicos.

Vivir riendo y amando, en paz y armonía diariamente, no significa que tengas que sentarte en círculo tocando el tambor y cantando *Kumbaya* el día entero. Y de todos modos eso seguramente no le aportaría nada al mundo. Cuando vives en un espacio de paz interior, automáticamente elevas la conciencia de quienes te rodean, incluso mientras te dedicas a las actividades triviales del día a día. Entras en contacto con una existencia más espiritual en cada momento. Tus experiencias se vuelven más significativas a medida que tu percepción se ensancha.

LA CURACIÓN DEL CHAKRA ANAHATA

AFIRMACIÓN DIARIA

Om mani padme hum.
Que la flor de loto que contiene mi corazón
se abra al amor, la compasión y el perdón.

LA CURACIÓN DEL CUERPO FÍSICO

El ejercicio cardiovascular es una de las mejores actividades que puedes realizar para tu salud física en el cuarto chakra. Es muy importante hacer cardio diariamente y se puede conseguir con una caminata rápida de treinta minutos. Por supuesto, si disfrutas de otras actividades cardiovasculares, puedes añadirlas a tu rutina, pero procura realizar un ejercicio que eleve tu ritmo cardíaco a entre el cincuenta y el ochenta y cinco por ciento de tu frecuencia cardíaca máxima y realizarlo durante al menos treinta minutos cada vez. Como miembro de una sociedad occidental y sobre todo sedentaria, verás enormes beneficios al agregar esta sencilla rutina a tu actividad diaria.

Para prevenir obstrucciones en el corazón y el plexo cardíaco, así como para mantener una salud respiratoria óptima, puedes seguir una dieta principalmente vegetariana poniendo mucho énfasis en las hortalizas de hojas verdes, las bayas, los cereales enteros, las lentejas, las habas, las hierbas y las especias. Puesto que el dosha ayurvédico Kapha gobierna el área del pecho, una dieta pacificadora del Kapha es especialmente recomendable si padeces alguna cardiopatía, presión arterial alta o una enfermedad respiratoria. En mi primer libro, *La rueda medicinal del ayurveda: máxima salud y energía para tu cuerpo, mente y espíritu,* puedes aprender más sobre todas las dietas ayurvédicas.

Asanas de yoga y ejercicios de *pranayama* para curar el cuarto chakra

Todas las técnicas respiratorias del yoga son buenas para el cuarto chakra, ya que cada una de ellas te permite respirar más plenamente. Una respiración sencilla que me gusta hacer es la que llamo la respiración de la cuenta de cuatro.

Puedes ver un vídeo demostrativo
de estos ejercicios en
www.youtube.com/c/MichelleFondinAuthor.
Haz clic en la lista de reproducción y selecciona
Chakra Healing Asanas & Pranayamas.
Desliza el cursor por la lista hasta
encontrar lo que buscas.

Respiración de la cuenta de cuatro: siéntate con la columna estirada y echa los hombros hacia atrás y hacia abajo. Con los labios cerrados, comienza a inspirar a través de la nariz mientras inflas la parte inferior del abdomen, contando hasta cuatro. Ahora contén la respiración y vuelve a contar; al llegar a cuatro, espira por la nariz. Repite esta respiración de dos a cinco minutos. A medida que te acostumbres a respirar de esta manera, puedes aumentar la cuenta a cinco, seis o siete.

Golpecitos en el timo: la glándula del timo se encuentra en el centro del pecho, debajo de la clavícula. Esta glándula es importante para el sistema inmunitario y tiene un tamaño particularmente grande durante la niñez, cuando produce la mayoría de las células T del organismo, un tipo extremadamente importante de glóbulos blancos que nos protege de los patógenos. Durante la edad adulta el timo se encoge y su función disminuye. Puedes fortalecer tu sistema inmunitario y tu nivel de energía practicando los golpecitos en el timo, que son idénticos a los que hacía Tarzán cuando se golpeaba el pecho.

Cierra ambas manos formando puños y llévalos al centro del pecho, separados unos pocos centímetros entre sí, con los nudillos a una distancia de unos tres dedos por debajo de la clavícula. Al inspirar, golpea en el centro del pecho, alternando los dos puños. Exhala el sonido *ah* mientras sigues golpeando. Repite el ejercicio durante cuatro respiraciones.

Postura de la cara de vaca – *Gomukhasana*: siéntate en una esterilla de yoga con las rodillas dobladas y las plantas de los pies pisando firmemente la esterilla. Tira del pie izquierdo hacia dentro y colócalo en la esterilla bajo la pierna derecha cerca de la cadera del mismo lado. Luego lleva la pierna derecha por encima y baja el pie derecho hasta la esterilla cerca de la cadera izquierda. Las rodillas deben estar alineadas en el centro, con la derecha encima de la izquierda. Si no puedes doblar las piernas de esta manera, siéntate con las piernas cruzadas en una posición sencilla. Extiende el brazo izquierdo hacia la izquierda. Flexiona el brazo hacia abajo y dóblalo tras la espalda con los dedos hacia arriba. Alza el brazo derecho y luego dóblalo tras la cabeza y extiéndelo para alcanzar la mano izquierda. Si puedes, agárrate las manos detrás de la espalda. Si no llegas, sujeta una bufanda, una corbata o una correa de yoga, con un extremo en cada mano, y trata de acercar las manos entre sí tanto como te sea posible. Una vez que te hayas dado un apretón de manos, estírate a través de la columna vertebral y mantén la cabeza en una posición neutral. Respira profundamente desde la parte inferior del abdomen y mantén la postura durante cinco respiraciones. Cambia al otro lado y repite el ejercicio. La postura de la cara de vaca abre el pecho y estimula el sistema linfático.

Postura del camello – *Ustrasana*: aunque la postura del camello es maravillosa para abrir el área del corazón y cultivar el atributo de la vulnerabilidad del cuarto chakra, puede ser muy difícil para un principiante de yoga. Si estás empezando con esta disciplina o desconoces la postura, necesitarás lo siguiente: una manta o una toalla doblada y dos bloques de yoga (si no tienes bloques de yoga, puedes utilizar libros apilados en dos montones, ambos de aproximadamente la misma altura, alrededor de unos veintidós centímetros).
Empieza por arrodillarte en la esterilla de yoga con las rodillas separadas a la anchura de las caderas y con un bloque colocado a su altura máxima junto a cada uno de los pies. Si tienes las rodillas sensibles, ponte una manta doblada debajo. Descansa la parte superior de los pies en la esterilla o flexiona los dedos de los pies y dirígelos

hacia dentro, dependiendo de lo cómodo que te sientas apoyándote sobre los pies flexionados. Con las caderas directamente por encima de las rodillas, estira la columna hacia arriba y luego arquéala hacia atrás, hacia los pies. Lleva las manos por detrás para sujetar los talones. Si no puedes llegar a ellos, apoya una mano en cada uno de los bloques. Mientras sujetas los talones o los bloques, lleva la pelvis hacia delante y deja que la cabeza se extienda hacia atrás y hacia abajo, en dirección al suelo. Si esto te causa malestar en el cuello, baja la barbilla hacia el pecho en lugar de hacia atrás. Prolonga la postura todo el tiempo que puedas mientras mantienes una respiración constante y suave. Cuando hayas terminado, adopta la postura del niño (*Balasana*) como contrapostura: baja las caderas al suelo y luego extiende el torso hacia delante y déjalo reposar entre los muslos con la frente apoyada en el suelo.

Postura del arco en pie – *Dandayamana Dhanurasana*: de pie en la esterilla con los pies juntos, descansa la mirada en un punto fijo de la pared delante de ti. Este será tu punto focal o *drishti*. Levanta el pie derecho por detrás de ti y sujétalo o sujeta el tobillo con la mano derecha, ya sea desde fuera o desde dentro. Si sujetas el tobillo, agarrarás más firmemente. Si no logras sujetarte el pie, puedes utilizar una correa de yoga para ello. Una vez que tengas el pie, extiende el brazo izquierdo hacia delante enfrente de ti, con el pulgar hacia arriba y los dedos apuntando hacia delante. Elévate a través de la coronilla y presiona el pie o el tobillo contra la mano mientras levantas más la pierna. El torso se inclina ligeramente hacia delante a medida que formas un arco con el brazo y la pierna derechos. El equilibrio proviene del movimiento del brazo izquierdo, que se extiende hacia delante mientras el pie derecho hace presión hacia atrás contra la mano derecha. Mantén la postura durante al menos cinco respiraciones. Repite con el otro lado.

 ## LA CURACIÓN DEL CUERPO EMOCIONAL Y ENERGÉTICO

Sanar el cuerpo emocional en el cuarto chakra es, con diferencia, una de las medidas más importantes que puedes tomar para mejorar tu salud. Tras años de experiencia como asesora en estilo de vida ayurvédico, estoy convencida de que la salud del corazón está ligada estrechamente a nuestro estado emocional.

Hace unos años vino un cliente a mi consulta ayurvédica. Había sufrido un infarto a los cuarenta y cinco años y le pusieron un *stent*.* Quería aprender a gestionar el estrés y adoptar un estilo de vida más saludable. Durante la consulta le pregunté qué había sucedido a nivel emocional en su pasado reciente. Me miró con extrañeza, pero respondió que no se le ocurría nada,

---

* N. del T.: malla extensible que se utiliza para abrir las arterias, venas u otros conductos del cuerpo obstruidos.

excepto que dos años antes del infarto se había divorciado. Le expliqué que el divorcio es probablemente uno de los factores que contribuyen al ataque cardíaco. Aquello no le convencía porque se centraba únicamente en lo físico. Este no es más que un ejemplo. Cuando hay obstrucciones en el chakra del corazón, siempre existe un componente emocional. Curar el corazón —una de las cosas más difíciles de hacer pero algo crucial para el crecimiento— consiste principalmente en desprenderse del resentimiento del pasado y aprender a perdonar.

Desprenderse del resentimiento por lo ocurrido en el pasado

No siempre eliges conscientemente lo que te sucede a lo largo de la vida. No puedes controlar cómo actuarán los demás a tu alrededor o contigo. Ni siquiera puedes controlar la opinión que otros tengan de ti. Mientras haya gente en tu vida, puedes tener la seguridad de que en algún momento te herirán emocionalmente. Es inevitable.

Pasas por la vida tratando de satisfacer tus necesidades, y lo mismo hacen los demás. Si yo trato de satisfacer mis necesidades y tú las tuyas, chocaremos alguna vez. La mayoría de las veces, cuando alguien te hiere o te lleva la contraria, esto ni siquiera tiene nada que ver contigo. Piénsalo un segundo. ¿Te has parado alguna vez a pensar que la mayoría de la gente vive pendiente únicamente de sus propias necesidades y deseos?

Al padre alcohólico que te ignora tan solo le preocupa conseguir su próximo trago. El maestro que te regaña por hablar únicamente trata de controlar a los treinta niños de su clase y hacer su trabajo. El conductor que se te cruza por la carretera solo intenta llegar al trabajo a tiempo. La hermana envidiosa que te critica lo único que quiere es conseguir la atención y el amor que cree que le niegan. La mayoría de las veces solo has interferido con alguien que intentaba satisfacer sus necesidades. Esto no justifica su comportamiento ni lo convierte en correcto o justo; simplemente es lo que es. Cada uno tiene su propia senda.

Cuando te aferras a una herida del pasado, estás poniendo una carga excesiva sobre tus hombros. Estás creando un peso en tu corazón que podría desaparecer con solo dejar de aferrarte al dolor. Sea lo que sea lo que sucedió, fue necesario para que hoy puedas estar donde estás. Si solo tuvieras buenos momentos o gente que te animara a todas horas, no experimentarías el crecimiento emocional y espiritual que te hace superarte. Necesitas la adversidad, la resistencia y a veces incluso el odio para impulsarte hacia tu destino.

Hace un par de años, cuando estaba entrenando para una media maratón, contraté a un entrenador personal para que me enseñara a ganar fuerza por medio del entrenamiento de pesas. Quería asegurarme de que no me iba a hacer daño y sabía que si desarrollaba masa muscular sería menos propensa a las lesiones. Durante la primera sesión el entrenador me hizo trabajar pero se lo tomó con calma conmigo. Sin embargo, tras esa primera sesión, comenzó a empujarme al límite. Agregaba más peso, creaba más resistencia y añadía aún más repeticiones. Yo lo pasaba fatal durante la sesión. No se me da bien aguantar el dolor. Me quejaba y estaba a punto de llorar, pero hacía lo que me pedía porque tenía claro que quería ser más fuerte. Podrías objetar que le pagaba para hacerme sufrir. Y aunque sea verdad, sin el dolor y la resistencia no podría haber ganado masa muscular. Al final de cada sesión sentía tanto dolor que luego apenas podía caminar al día siguiente. Pero estaba agradecida, porque sabía que la próxima vez que me enfrentara a esos duros entrenamientos me resultaría más fácil, al menos durante un tiempo. Si hubiera evitado los entrenamientos y el levantamiento de pesas, no habría visto ningún cambio positivo en mi cuerpo.

Desprenderte del resentimiento por el pasado es tan fácil como tomar una decisión. Tu ego podría decirte lo contrario, pero realmente es así de sencillo. Sí, puede que hayas crecido en un hogar abusivo o que tu cónyuge te haya engañado. En el pasado puede haberte sucedido cualquier cosa por lamentable que sea. Sin embargo, la elección de aferrarte al resentimiento o soltarlo depende enteramente de ti.

Tomar la decisión de dejarlo ir no significa continuar poniéndote en las mismas situaciones que permitieron que te hicieran daño. Significa soltarlo y luego tomar otras decisiones que pueden llevarte a una senda diferente.

El perdón

Una vez que tomas la decisión consciente de liberarte del resentimiento y el dolor, la única manera de curar completamente tu corazón es a través del poder del perdón. El acto de perdonar consiste en extender la gracia a una persona (incluido tú) por lo que ocurrió. Ofrecer perdón no significa que estés condonando el acto en sí ni sugiriendo que sea aceptable. Significa que eliges la paz en lugar de la agitación que conlleva el rencor. Cuando te aferras a la necesidad de tener razón o buscas vengarte de cualquier manera, estás destruyendo tu propio corazón. El otro tal vez haga mucho que olvidó lo que sucedió. O quizá en primer lugar ni siquiera se dio cuenta de que había hecho nada malo. Al mantener vivo el agravio en tu corazón, estás permitiendo que el veneno crezca.

Una vez vino a verme una cliente cuyo marido se había suicidado cinco años antes. A pesar de que cuando se quitó la vida estaban separados, me confesó que todavía se sentía furiosa con él por haber sido tan egoísta al matarse, ya que tenía una hija pequeña que lo necesitaba. Le expliqué que albergando toda esa rabia no le hacía daño a él (que ya estaba muerto) sino a sí misma. Le sugerí que le escribiera una carta en la que esbozara todas las razones por las que sentía ira y que luego la depositara sobre su tumba o la quemara para dejar ir toda la negatividad. El objetivo de soltar el resentimiento y perdonar es mantener puro el espacio del corazón.

 ## LA CURACIÓN DEL CUERPO ESPIRITUAL

Cuando el hombre posee amor, ya no se encuentra a merced de fuerzas más poderosas que él, porque él mismo se convierte en una fuerza poderosa.
Leo Buscaglia

La lección más importante que podemos aprender de nuestra espiritualidad emergente a nivel del cuarto chakra es que nuestro Creador es amor infinito. La fuente de amor que fluye a través de todo el universo es infinita. No hay escasez de amor incondicional. Cada persona tiene el mismo acceso a este amor, independientemente de su edad, sexo, raza o estatus socioeconómico. La pregunta sigue siendo: ¿cómo de abierto estás a recibir este amor?

El amor humano es casi siempre condicional, al menos en uno u otro aspecto. Si esperas el amor perfecto, incondicional, de otro ser humano, te llevarás decepciones continuamente. El único amor perfecto es el que viene de tu Fuente espiritual. El despertar que experimentas entre el cuarto y séptimo chakras se produce aprovechando este amor incondicional de tu Fuente y siendo capaz de utilizarlo al tratar con los demás y en tus relaciones. Si quieres alcanzar mejores resultados en esto, tendrás que practicar con regularidad el dejar ir las constantes exigencias del ego para de esta manera alcanzar el equilibrio.

Esas exigencias suenan más o menos así:

- «No quiero perdonarlo. Fue él quien empezó».
- «Ella fue la que me hizo daño cuando yo la estaba tratando bien».
- «No se merece una segunda oportunidad».
- «Destrozó mi vida con su traición».
- «Lo odio».

Como mencioné en el tercer chakra, mientras vivas nunca perderás el ego por completo. Sin embargo, puedes callarlo un poco. Esto ocurre generalmente cuando cambias tu conversación interna pasando de «¿en qué me beneficio yo?» a «¿en qué te beneficias tú?».

Elegir la paz

Al ego le preocupa siempre que le hagan daño, lo ofendan o lo humillen. Está constantemente a la defensiva. El doctor Wayne W. Dyer solía citar *Un curso de milagros*: «Puedo elegir la paz en lugar de esto». Cuando te enfrentas con expresiones de odio y miedo, puedes elegir cómo reaccionas ante ellas. Puedes reaccionar con tu ego o con tu corazón. Es una elección simple. No siempre es fácil elegir la paz; sin embargo, es una elección. Y te enfrentarás continuamente con gente que te dará oportunidades de practicar. Esa clase de personas no escasea.

Elegir la paz podría significar alejarse sin decir nada. Podría significar responder con empatía y comprensión o que ya no deseas estar con esa persona. Elegir la paz significa tomar la decisión de no ofenderse ni dejar que los comentarios ajenos te hagan daño.

Abrir el corazón

Limpiar el espacio del corazón es la primera mitad de la limpieza del cuarto chakra. La siguiente es mantener abiertas las puertas a tu corazón. En su libro *El amor: la experiencia más importante de la vida*, el psicólogo Leo Buscaglia dice: «El amor está siempre con los brazos abiertos. Si le cierras los brazos al amor, te darás cuenta de que te quedaste abrazándote a ti mismo». Creo que esto significa que no deberías apretar demasiado fuerte ni soltar y luego negarte a dejar entrar a nadie más. Cuando amas de manera plena e incondicional, tus seres queridos se sienten igualmente amados por ti tanto si están cerca como si están lejos o tanto si te complacen como si no. De cualquier manera es igual. La idea es amar del modo en que ama tu Creador. Dios no cambia de opinión sobre la forma en que te ama. Tienes libre albedrío para ir y venir como te plazca. Te amará si buscas una relación con él y también si no lo buscas. Puedes elegir, pero te amará de todos modos.

Con excesiva frecuencia le ponemos límites al amor. Decimos cosas como: «He abierto demasiado mi corazón» o «He dado más de la cuenta, y mira para lo que me ha servido».

Recuerda que cada vez que pienses en razones para no abrir tu corazón al amor, es tu ego que vuelve a meterse por medio.

Practicar la compasión

El diccionario Merriam-Webster define *compasión* como una «consciencia comprensiva de la angustia de los demás, junto con el deseo de aliviarla». Mientras que el ego del tercer chakra está muy preocupado por «yo», «mío» y «¿a dónde voy?», la esencia espiritual del cuarto chakra gira en torno al sufrimiento ajeno y cómo acabar con él. Cuando tu corazón se enternece por una historia conmovedora y siente empatía por los demás, estás practicando la compasión. Cuando echas mano al bolsillo para darle una moneda a alguien sin hogar, estás permitiendo que el espíritu de la compasión entre en tu corazón. Algunas personas son compasivas por naturaleza, mientras que otras no. Creo que la compasión es una cualidad que puede aprenderse.

Una primavera durante la Cuaresma, cuando vivía en Francia, decidí acometer un proyecto que me producía un gran malestar. Quería hacer algo bueno por los demás durante los cuarenta días previos a la Pascua en lugar de la práctica tradicional de regalar chocolate o dulces. En Aix-en-Provence, cerca de donde vivía, había mucha gente sin hogar. La mayor parte de ellos eran inmigrantes ilegales o gitanos, como los llamaban los franceses. Tomé la decisión de preparar almuerzos todos los miércoles durante la Cuaresma y llevárselos a personas sin hogar de la ciudad. Además, decidí llevar conmigo a mi hijo de tres años. Viniendo de una zona residencial de los Estados Unidos, no estaba acostumbrada a los sintecho ni me sentía cómoda con ellos. Tomé la decisión de pasar esa incomodidad para ayudar a los demás. No me parecía que fuera suficiente con dar dinero o donar a un banco de alimentos. Tenía que estar en la calle para darles a quienes eran menos afortunados que yo y relacionarme abiertamente con ellos. Creo que esto fue lo mejor y lo más difícil que he hecho en mi vida.

Al principio, la gente que encontraba en la calle desconfiaba de mis intenciones. Los franceses, en general, no ven con buenos ojos a los indigentes. Cuentan con sistemas sociales que pueden proporcionar una fuente de ingresos mensuales incluso a las personas sin hogar. Sin embargo, como he mencionado, la mayoría de estas personas eran inmigrantes ilegales y por lo tanto no tenían derecho a recibir ayudas. Al principio tuve que rogarles a algunas de ellas que aceptaran mis almuerzos, especialmente a las que tenían hijos. Pero con el tiempo, empezaron a recibirme con los brazos abiertos. Me las ingeniaba para añadir un extra para los niños sin hogar o incluir un pequeño juguete o un animal de peluche. Casi siempre se me saltaban las lágrimas al verlos. Algunos miércoles me ponía nerviosa porque no quería salir y enfrentarme a ellos. Otras veces el tiempo era malo y sencillamente no tenía ganas de abandonar mi comodidad para cumplir la promesa que le había hecho a Dios y a mí misma. El nivel de compasión que alcancé durante ese proyecto no puede compararse a nada de lo que he vivido. Creo que la razón por la que fui capaz de llegar a ese nivel, en aquel momento, fue porque me obligué a aguantar la incomodidad. Aprendí que cuanto mayor era el autosacrificio, mayor era la recompensa interior.

No cuento esta historia para alardear; con la excepción de mi familia, la mayoría de la gente no tiene ni idea de que hice esto. Te la cuento para demostrarte que puedes sanar tu corazón realizando actos de compasión. No tienes que llegar al extremo de preparar almuerzos para los indigentes. Puedes ofrecerle a alguien una sonrisa, bromear con esa persona o darle un abrazo reconfortante. Puedes entregarle el regalo de tu atención completa apagando el teléfono cuando estás con ella. Si sabes que ese amigo o ese familiar ha tenido un día difícil, puedes preguntarle: «¿Hay algo que pueda hacer por ti?». Y luego hacerlo.

Solo necesitas ser consciente del sufrimiento ajeno y estar dispuesto a aliviar su dolor.

MEDITACIÓN GUIADA ANAHATA

Siéntate cómodamente y cierra los ojos. Presta atención al centro de tu corazón, tu fuente de amor y compasión. Imagínate un color verde esmeralda que irradia desde tu corazón, siéntelo o piensa en él. Esta luz verde chispeante se expande en todas las direcciones. Respira en este espacio y siente cómo la circunferencia de la luz que rodea a tu corazón se va ampliando cada vez más. Siente el equilibrio entre la materia física y el espíritu. Siéntete centrado y, al mismo tiempo, abierto y despierto al espíritu.

Ahora que eres consciente de cómo tu luz compasiva y radiante sale de tu cuerpo para entrar en el mundo, vuelve a prestar atención a tu centro del corazón. Busca cualquier malestar que resida en él. Si encuentras alguno, envíale flores y llévatelo muy lejos del corazón. Mientras sacas el malestar, que puede venir disfrazado de dolor, vergüenza, culpa, ira o rencor, dale las gracias por su mensaje y dile que ya puede irse. Repite esto con cada fuente de malestar que surja en el centro del corazón, hasta que te quedes solo con la luz y una respiración tranquila. Sabrás cuándo lo has soltado todo porque notarás el corazón más ligero, como si le hubieras quitado un gran peso de encima. Siente lo fácil que es respirar ahora.

Con el corazón despejado, siéntete inundado de amor incondicional. Permite que este amor fluya y llene el espacio del corazón. Siente su calor y su expansión. Permítete recibirlo. Permítete sentirte vulnerable y abierto a este gran amor del cual eres digno. Te estás convirtiendo en un recipiente de amor con cada respiración. Fluye hacia ti y a través de ti. Te transformas en un conducto para este amor y te sientes más ligero y más alegre porque inunda cada célula de tu cuerpo. Tu alegría se irradia por todo tu ser. Puede que incluso te encuentres sonriendo sin ningún motivo aparente. No tienes que hacer nada, este es el estado del amor. Puede que ahora mismo incluso experimentes una sensación de hormigueo por tu cuerpo. Es normal, ya que has aumentado la frecuencia vibratoria de tu ser. Quédate con esta sensación. Está aquí y puedes acceder siempre a ella cada vez que lo desees.

Puedes permanecer sentado en esta meditación silenciosa todo el tiempo que desees antes de abrir los ojos y volver lentamente a la actividad. Para realizar las vibraciones, canta el mantra *YUM* tres veces.

La curación del cuerpo energético con gemas y colores

Como mencioné anteriormente, el color del cuarto chakra es verde esmeralda. Puedes vestir de este color o mantenerlo presente en tu conciencia mientras sanas tu corazón.

El cuarzo rosa es la piedra más hermosa y más eficaz para traer el amor y la compasión a tu vida. Lleva una piedra de cuarzo rosa contigo durante todo el día. Si puedes, colócatela cerca del corazón. Podrías incluso obtener un cuarzo rosa en forma de corazón para acordarte de la curación cada vez que lo llevas.

IDEAS QUE CONSIDERAR PARA TOMAR CONSCIENCIA DEL CUARTO CHAKRA

1. Estoy listo para liberar el resentimiento de mi corazón y perdonar a todo el que me haya hecho daño, incluido yo mismo.
2. Estoy abierto a dar y recibir amor y saber que soy digno de él.
3. Siento compasión hacia los demás, especialmente hacia aquellos a quienes no entiendo.
4. Soy un recipiente del amor de Dios que lleva aceptación incondicional a todo el que la necesita.

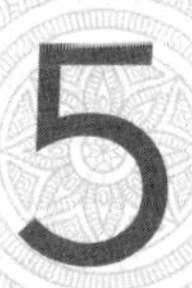

5 EL CHAKRA DE LA GARGANTA

Vishuddha

ELEMENTO: espacio (*akasha*)
COLOR: azul celeste
MANTRA: *HUM*

El quinto chakra, Vishuddha, que es el primero totalmente situado en el plano espiritual, está en la garganta y gobierna la comunicación y la expresión verbal creativa como la canción, el canto litúrgico, la lectura de poesía en voz alta y la recitación. Cuando el quinto chakra está iluminado, todos los chakras inferiores trascienden sus limitaciones. La región anatómica del quinto chakra está formada por la garganta, el cuello, los hombros, la tiroides, la paratiroides, la boca, la lengua, la mandíbula, la laringe y las cuerdas vocales. El sentido es la escucha y sus órganos son los oídos.

El término sánscrito *vishuddha* significa 'pureza' y me encanta esta traducción porque capta la verdadera esencia del quinto chakra. Su pureza proviene de expresar la verdad que reside en nuestros corazones.

Puro significa no contaminado, claro, inocente, limpio o impecable. Cuando alcanzas este nivel de consciencia, estás explorando la parte de ti que es pura. Has llegado al nivel de espíritu que no está adulterado. Desde el chakra del corazón llegas a un lugar en donde despiertas a la verdad. Es un magnífico logro. Has limpiado todos los desechos. En los chakras inferiores tenías que ver a través de estos desechos para encontrar la verdad en todo. Ahora lo único que ves es verdad y la percibes claramente. Ver la verdad es una liberación.

Vishuddha es como mirar al mar Caribe y no ver el fondo. Un año hice un viaje a Jamaica. Siempre había visto fotos del Caribe con sus cristalinas aguas turquesa y sus arenas blancas que se extienden hasta donde alcanza la vista. Cuando llegué a Jamaica, no vi lo que había imaginado. Lo único que podía ver alrededor de mi hotel era un montón de algas, rocas y arena. Me decepcionó mucho porque quería sentir la belleza de las aguas claras como las había visto en las fotos. Para ver esto, tuve que viajar lejos en autobús para encontrarlo. Cuando llegué, el viaje mereció la pena de sobra.

Has viajado ascendiendo por cuatro chakras hasta alcanzar la claridad del quinto. Los desechos del engaño, las mentiras y la confusión se han desvanecido y nunca más tendrás que volver a vivir en la oscuridad.

El dosha ayurvédico que gobierna el quinto chakra es Vata. Los dos gunas que gobiernan este chakra son *rajas* y *sattva*.

El color que atribuimos al chakra de la garganta es el azul celeste. El mantra, o *bija* (semilla), que entonamos para el quinto chakra es *HUM*.[*]

LAS AFECCIONES DEL QUINTO CHAKRA

Entre las afecciones del quinto chakra figuran las enfermedades de la garganta y las glándulas tiroides y paratiroides, los problemas de cuello y mandíbula, las dificultades del habla, los resfriados y los problemas auditivos. Desde un punto de vista psicológico, los desequilibrios pueden consistir en dolor, tristeza, rabia, crítica y sentimientos depresivos.

LA ENERGÍA DEL QUINTO CHAKRA

El poder que yace en el quinto chakra es el de trascender el espacio-tiempo. La comunicación nos permite trascender el espacio porque las ondas sonoras viajan por líneas telefónicas, torres de telefonía móvil y conexiones de Internet. Podemos estar presentes virtualmente en otro lugar —a través de audio y más recientemente a través de vídeo— sin salir de nuestra ubicación física.

La comunicación se produce en muchos niveles, no solo en el físico. Nos comunicamos empleando palabras y sonidos, expresiones faciales, lenguaje corporal, pensamientos (lo que también se conoce como telepatía) y

---

[*] N. del T.: se pronuncia JAAM.

vibración. Un pensamiento es una vibración a un nivel sutil que veremos más detalladamente en el capítulo del sexto chakra. Los órganos y partes del cuerpo del quinto chakra nos permiten generar y absorber las vibraciones del sonido.

El sonido puede usarse para herir o para curar. La voz de un ser querido puede usarse para decir «te quiero» o para decir «no quiero volver a verte». Cuando se utiliza para intenciones poco amables, como en las letras de rap llenas de palabras de odio, el sonido crea separación y discordia. Sin embargo, cuando se utiliza como una poderosa expresión de belleza, como en la Sinfonía n.º 41 de Mozart o la Quinta sinfonía de Beethoven, crea armonía, atracción y sincronización.

Las palabras tienen el poder de curar cuando te dices a ti mismo la verdad intrínseca.

Tu diálogo interno y externo acerca de ti determina tu salud. Si te repites diariamente: «Estoy muy gordo y no voy a adelgazar nunca», esas palabras tienen el poder de convertirse en tu realidad. Sin embargo, si te dices: «Estoy esforzándome por estar más sano cada día», el resultado será completamente diferente. Las palabras de los demás también tienen el poder de sanar. Cuando un niño se cae y se lastima la rodilla, se curará más pronto si sus padres le dicen: «Estás bien. Levántate y vete a jugar».

En el año 2006, cuando vivía en Francia, fui al oculista porque tenía dificultades para leer. Por aquel entonces tenía treinta y cinco años y pensé que mi edad contribuía a que viera las palabras borrosas. Se lo conté al médico y este me explicó que aquello no tenía nada que ver con la edad y que padecía una clase de enfermedad ocular para la cual tendrían que recetarme medicamentos cada vez más fuertes a medida que pasaran los años. Me explicó mi futuro detalladamente y con una total convicción y certeza. Me desconcertó que él, un médico, pudiera «adivinar» el futuro y se atreviera a describírmelo de una manera tan negativa y catastrófica.

Afortunadamente, por aquel tiempo ya estaba en una senda espiritual y sabía que creamos nuestro propio destino, así que ignoré esas palabras. Sin embargo, tenían poder porque hasta el día de hoy las sigo recordando. Ahora, al escribir esto, once años después, a los cuarenta y seis, mi vista apenas ha empeorado. Me han recetado nuevos medicamentos en una ocasión, pero soy optimista y creo que mi visión seguirá igual o incluso mejorará durante los próximos diez o más años.

¿Te das cuenta del daño que pueden causar tus palabras o las de otros? Si hubiera dado crédito al médico y me hubiera creído lo que decía, a estas alturas probablemente ya estaría ciega. Sus palabras no eran verdad, sino una verdad potencial.

En el aspecto positivo de las palabras, ¿has notado que cuando hablas con personas allegadas tus patrones de habla tienden a imitar los suyos y viceversa? Las palabras conectan con una armonía fluida a quienes se sienten bien estando juntos. Donde mejor se ve esto es con los adolescentes. Fíjate en su manera de hablar. Inventan su propio idioma con palabras que solo ellos parecen entender. Si tienes un hijo adolescente, te habrás dado cuenta. Y el lenguaje cambia rápidamente, más o menos cada tres o cuatro años. Palabras como *mola* para decir que te gusta algo o *LOL*,* que significa «partirse de risa» y que se usa en los mensajes de texto, ya se han quedado obsoletas según mi hijo adolescente, cuando sus hermanos las usaban hace solo cuatro años.

El canto y los cánticos litúrgicos son formas atemporales de vibración sonora. Cantar se ha utilizado durante miles de años para unir a la gente con un propósito. La canción tiene el poder de trascender. Gran parte de la música soul de hoy surgió de la música cantada por los esclavos africanos en América. Cantaban para fortalecer la comunidad y trascender las condiciones en las que vivían. También utilizaron la canción para conectar con Dios, lo que los transportaba a un estado de dicha trascendente.

Cantar puede utilizarse para sincronizar inconscientemente las ondas cerebrales. Las personas allegadas están sincronizadas, lo que significa que sus ritmos corporales se acompasan por medio del sonido creando una concordancia armónica. Las madres les cantan a sus hijos para calmar su llanto. Cuando mis hijos eran muy

---

* N. del T.: *Laughing Out Loud.*

pequeños y estaban muy irritables o intentaba dormirlos, solía tararearles una melodía sencilla y monótona. No estoy segura de si lo hacía de manera espontánea o porque a mí también me habían cantado cuando era niña. Solo lo hice durante aproximadamente su primer año de vida, que es cuando los bebés necesitan que los tranquilicen más. Lo raro es que el otro día, mi hijo menor, que ahora tiene trece años, me habló de esa melodía que le canturreaba siendo un bebé. La tarareó y me dijo: «Mamá, me encantaba que me cantaras esta canción. La recuerdo muy bien». Siendo mi hijo menor, la última vez que la escuchó no tendría más de un año. ¿Cómo podía recordarla ahora, doce años después? Creo que el poder de ese sonido sincronizó su cerebro identificándose con el bienestar. Así que ahora, en la adolescencia, cuando tiene una sensación de bienestar, en particular cuando esto sucede estando junto a mí, su madre, ese sonido le viene a la mente como uno de sus primeros recuerdos de bienestar.

Tú también puedes sincronizar tus células para hacerlas trabajar armónicamente al unísono a través del sonido. En cada capítulo, te ofrezco un mantra que puedes cantar. Al cantar el sonido *HUM* repetidamente, se alineará la energía vibratoria del quinto chakra y tus células recordarán su propósito de trabajar para el bien mayor, que en este caso es mantenerte sano y entero. En la meditación los mantras se usan también para este propósito. Puedes cantar un mantra, un conjuro o una afirmación en voz alta o incluso en tu mente y tendrá el mismo efecto. Los mantras sencillos y primitivos cantados en voz alta tienen mayores vibraciones y por lo tanto mayor poder. Por ejemplo, cantar el sonido *OM*,* mientras dejas que tus labios vibren en el sonido *mmmm* al espirar, creando una explosión de vibraciones en el cuerpo y facilitando la curación. Cantar en voz alta la afirmación «estoy fuerte y sano» también tiene un gran poder, solo que de una manera diferente y con otra intensidad.

El máximo poder curativo en el chakra Vishuddha te permite sincronizar la comunicación entre los mundos interior y exterior y, más importante aún, despejar las líneas de comunicación con lo divino. Una vez que hayas aprovechado este poder, en el que no hay desconexión ni desarmonía en la comunicación entre tú, los demás y lo divino, tendrás una senda clara hacia la iluminación.

El primer paso hacia esta senda es buscar y decir la verdad.

NUESTRA RELACIÓN SOCIAL CON EL QUINTO CHAKRA

La veracidad se ha vuelto más difícil que nunca en la sociedad moderna. Se ha incrementado el número de medios de comunicación y aparentemente estamos

---

* N. del T.: se pronuncia AUM.

todo el tiempo comunicándonos. Con el intercambio continuo de mensajes de texto, correos de voz, videollamadas, actualizaciones de redes sociales y correos electrónicos, parece que nos comunicamos de una manera más constante que en ningún otro momento de la historia. Y quizá sea así.

Sin embargo, gran parte de esta comunicación —como los alardes, disimulados bajo una falsa modestia, de las entradas de Facebook o Twitter— es unilateral y suele tener como objetivo embellecer o esconder la verdad. No estoy sugiriendo que la gente sea por naturaleza deshonesta; no tengo una visión tan sombría de sus intenciones inconscientes. No obstante, esa comunicación sin rostro y a menudo sin voz puede dar lugar a que se represente una realidad alternativa.

Con la comunicación en persona, también puedes alterar la percepción que el otro tiene de ti filtrando lo que le dejas ver. Pero cuando estás cara a cara con alguien cuentas con otras pistas que te envían señales acerca de si es o no sincero. Puedes «leer» su campo de energía (todos lo hacemos ya sea consciente o inconscientemente). Puedes fijarte en su lenguaje corporal. Puede conectar la entonación de su voz con sus expresiones faciales. Es mucho más difícil engañar en persona que a través de Internet o por teléfono.

Hoy en día, gran parte del clima político de los Estados Unidos es consecuencia de la comunicación unidireccional de la sociedad moderna a través de declaraciones, insultos o proclamas en los que no existe una respuesta inmediata por parte del receptor. La expresión *hechos alternativos*,* acuñada en 2017 por la Administración de Trump, demuestra la tendencia a ignorar la verdad en favor del mundo alternativo de Internet en el que al parecer no todos la valoran.

Cuando empecé a tener citas por Internet, me quedé asombrada de lo mucho que la gente miente en sus perfiles. Nuestra cultura parece tener cierta tolerancia a las «falsedades aceptables» (o mentiras flagrantes, como yo las llamo) en cuestiones como perfiles de contactos e incluso en los currículums. Si lo piensas, no deja de ser gracioso, ya que hoy tenemos mayor acceso a la verdad. En el pasado, si querías comprobar un hecho determinado, tenías que investigar de verdad. Comprobar los hechos a menudo significaba ir a la biblioteca e indagar en persona en varios lugares. Hoy podemos buscar los hechos al instante. Sin embargo, da la impresión de que mucha gente no quiere ver la verdad. La sociedad solo empezará a considerar la veracidad como una necesidad y una ventaja cuando un número lo suficientemente grande de gente decida que debe ser así.

Otro problema de la comunicación actual tiene que ver con la expectativa de una respuesta rápida. Como estamos acostumbrados a una retroalimentación inmediata a través de correos y mensajes instantáneos,

---

* N. del T.: *alternative facts*.

tendemos a volvernos impacientes cuando no recibimos una respuesta enseguida. En esas situaciones suelen suceder dos cosas: o bien nos precipitamos y respondemos con dureza cuando no obtenemos una respuesta inmediata, o bien la persona a la que escribimos podría contestarnos con una respuesta poco sincera, mal planteada o insuficientemente estudiada porque le preocupa más responder rápidamente que tomarse el tiempo necesario para reflexionar.

Lo mismo ocurre con nuestra capacidad de escuchar. La energía del quinto chakra tiene tanto que ver con oír y escuchar como con hablar. Ambas partes son igualmente importantes para una comunicación eficaz. Con todas nuestras formas electrónicas de comunicación, nos hemos acostumbrado a saltar directamente a las conclusiones y a exponer lo que queremos decir sin pararnos a tomar en cuenta lo que el otro está diciendo. Así, se da lugar a dos segmentos unilaterales de comunicación que nunca se fusionan en una conversación.

Una forma de rectificar este desequilibrio es comprender que la comunicación es una danza dinámica en la que se da y se recibe siguiendo un ritmo establecido. Si sueltas sin parar en diversos medios lo que se te ocurre, no respetas el ritmo natural de este baile. Al tomarte el tiempo para escuchar de verdad lo que la otra persona dice y preguntarle cuando no estás seguro o no entiendes, puedes ayudar a cambiar las cosas para regresar a la auténtica comunicación real.

Otra trampa del uso de la comunicación electrónica es que puedes bajar las barreras inapropiadamente. Los psicólogos especializados en Internet han notado un aumento espectacular del comportamiento, que tradicionalmente se asociaba con quienes están bajo la influencia del alcohol o las drogas, de bajar todas las defensas y contar impulsivamente la verdad. Quienes han tomado unos cuantos tragos tienden a desinhibirse y decirlo todo o «contar las cosas como son». El mismo fenómeno puede darse cuando nos escondemos detrás de un nombre de usuario o de un perfil social. Da la impresión de que las inhibiciones habituales, entre ellas una dosis saludable de precaución, desaparecen con excesiva facilidad. Muchos se abren a completos desconocidos, sintiéndose seguros cuando ven la reciprocidad de tal comportamiento.

Esta falta de discernimiento en la comunicación puede ser tan peligrosa como lo contrario: cortar completamente la comunicación cierra el quinto chakra, pero soltar todo lo que piensas por Internet o en diálogos virtuales con gente que no has conocido en persona puede empujarte a vivir en una realidad engañosa. En la vida real y en la comunicación sana, el dar y tomar permite que las dos partes se abran gradualmente. Volviendo al ejemplo de las citas por Internet, uno de los sitios web de contactos en los que estaba hace años tenía una página entera dedicada a la etiqueta de las citas, y a mí me pareció un detalle útil y responsable. Un par de consejos en particular me llamaron la atención y hoy en día sigo recordándolos.

El primero es que la comunicación consiste en dar y recibir. Si inicias la comunicación, espera a que el otro responda. Es una cuestión de reciprocidad. Trata de no monopolizar la conversación. El segundo consejo es una advertencia de lo que estamos explorando en esta sección: si una persona se te abre demasiado rápido y actúa como si se estuviera enamorando inmediatamente, considéralo una señal de advertencia de que debes huir enseguida.

Creo que la lección que podemos extraer de nuestra relación social con el quinto chakra es que es necesario abordar la comunicación desde diferentes facetas para fomentar las relaciones saludables y honestas. Verse en persona es más importante que hablar por teléfono o mediante un mensaje electrónico. Acuérdate de escuchar y entender de verdad lo que tu interlocutor está diciendo, así como de que él te entienda. Haz preguntas y repite las respuestas del otro como forma de asegurarte de escuchar correctamente lo que te están diciendo. Por último, recuerda que responder inmediatamente no siempre es lo más sano ni lo mejor para ambas partes. A veces, una reflexión profunda puede ayudarte y ayudar a tu interlocutor a entrar en contacto con vuestra verdad superior.

VIVIR DESDE EL CHAKRA VISHUDDHA

El planeta que gobierna el quinto chakra es Júpiter. El término en sánscrito para Júpiter es *gurú*, que significa «el que disipa la oscuridad». Por lo tanto, quienes encarnan la energía del quinto chakra iluminan a los demás con su discurso y sus palabras. Quienes viven desde el quinto chakra han trascendido el ego de tal manera que están en contacto con su alma. Se convierten en buscadores y mensajeros de la verdad. Han pasado tiempo en su chakra del corazón y han abierto sus corazones a un mayor conocimiento espiritual. Cuando hablan o escriben, están inspirados y, a su vez, inspiran a otros. Para quienes desean aprender la verdad, sus voces son melodiosas y bien recibidas.

RECONOCER LOS DESEQUILIBRIOS DEL QUINTO CHAKRA

Algunos signos de que el quinto chakra está desequilibrado pueden ser el trastorno Vata de hablar incesantemente sin escuchar. Este tipo de conversación nerviosa utiliza la voz por miedo al silencio o a la soledad. Otra manifestación de desequilibrio sería emplearla para ser duro con los demás, como cuando se pone a alguien en su sitio o se es excesivamente crítico. Quienes están desequilibrados pueden usar también la voz como un arma para herir a otros dejando de hablarles o bien gritando, chillando y vociferando para montar una escena.

Las dificultades del habla son trastornos que pueden restringir tu voz o provocarte frustración al hablar. Cuando alguien se siente anulado y sin voz, puede sufrir bloqueos en el quinto chakra.

La mala comunicación y los malentendidos también son limitaciones del quinto chakra. Esto sucede a menudo cuando dos personas se están hablando a sí mismas en lugar de la una a la otra y cuando alguien no escucha o no entiende.

Procura no desviar la energía del quinto chakra empleando tu recién adquirido conocimiento espiritual para tratar de convencer a los demás de que adopten tu perspectiva. Quizá conozcas a alguien que haya hecho esto mismo, es decir, que se haya puesto a hablarte sin parar tratando de meterte sus ideas en la cabeza. Quienes tienen el quinto chakra equilibrado, en lugar de hablar para convencer, hablan para inspirar. Piensa en un orador que te haya inspirado. Los que tienen inspiración, que significa 'en el espíritu', suelen hablar de sí mismos solo con el fin de mostrar su camino hacia la iluminación. Nunca se trata de «debes hacer esto o aquello», sino más bien de «esto es lo que hice y lo que experimenté». Eso te deja espacio para tener un momento de revelación.

El espacio, *akasha*, que es el elemento del quinto chakra, es el componente esencial en la expresión verbal. Una vez oí que no son las palabras de los libros lo que crea hermosas historias, sino los espacios intermedios; y no son las notas musicales las que crean preciosas melodías, sino las pausas entre esas notas. Se trata de espacio.

En el prólogo mencioné que, tras mi operación de cáncer de tiroides, tuve que curar la energía de mi quinto chakra. Para hacerlo, reflexioné mucho acerca de cómo se había desarrollado esta energía a lo largo de mi niñez. Soy la primogénita y mis padres se divorciaron cuando tenía cinco años. Sin embargo, el divorcio no es lo primero que recuerdo. Tengo muchos recuerdos, desde los tres años, de mis padres discutiendo y mi madre llorando. Incluso me acuerdo de haberle llevado cajas de Kleenex. Creo que a consecuencia de esta experiencia traumática desarrollé el hábito de «ser buena» y no causar problemas. Mi madre incluso me decía que yo era su fortaleza. Como debía atender las emociones de mi madre y cuidar de mi hermana, me acostumbré a pensar que mis propios sentimientos no eran tan importantes. Para sanar, tuve que aprender a expresarme. Me costó. Y a veces cuando intentaba hacerme oír, mi voz salía en forma de grito. Pero con el tiempo aprendí a ser más firme y a no guardarme lo que sentía.

ACEPTAR LOS DONES DEL QUINTO CHAKRA

En las sociedades libres damos por sentado el don de poder decir y oír la verdad. El hecho de tener oídos para escuchar y una boca para hablar es un milagro en sí mismo. Entender el lenguaje, saber leer y escribir, y el don de la comunicación crean un maravilloso vínculo entre nosotros a un nivel más profundo que el meramente físico. Poder expresarnos libremente sin temor a ser perseguidos por nuestras ideas, opiniones políticas o convicciones religiosas es un regalo. Hace poco corrí media maratón en Washington D. C. Algunos espectadores sostenían pancartas con mensajes de ánimo para ayudar a los corredores a seguir corriendo. En algunos se leía: «Si Trump puede correr y ganar, tú también puedes» y «Puedes correr mejor que el gobierno».[*] Pensé: «¡Qué afortunados somos de vivir en un *lugar donde existe esta libertad de expresión!*». En otro país podrían haber arrestado a los espectadores que mostraban esas pancartas. En algunos países, si eres mujer o formas parte de una minoría, no puedes decir lo que piensas, votar o ni siquiera conducir.

Tu verdad y tu voz interior son bendiciones poderosas para usarlas siempre que puedas.

LA CURACIÓN DEL CHAKRA VISHUDDHA

AFIRMACIÓN DIARIA

Puedo expresar fácilmente mi verdad interior.

---

[*] N. del T.: juego de palabras en ambas frases con el verbo *run*, 'correr', que en la primera significa presentarse a una candidatura y en la segunda gobernar.

LA CURACIÓN DEL CUERPO FÍSICO

Para que puedas expresar bien lo que piensas, la garganta, las cuerdas vocales, la boca, la mandíbula y los oídos deben mantenerse sanos. Comer unos alimentos inapropiados y mantener una mala postura puede perjudicar a la expresión vocal. Si te resulta difícil hablar, cantar o proyectar la voz, los siguientes cambios pueden ayudarte.

En primer lugar, si tienes la boca seca, puedes solucionarlo reduciendo el consumo de cafeína y de alcohol y disminuyendo la cantidad de alimentos secos que comes como galletas, patatas fritas, frutas desecadas y frutos secos. También puedes mantener la boca húmeda y la garganta lubricada haciendo enjuagues bucales y gárgaras diariamente con aceite de sésamo orgánico. Toma una o dos cucharaditas de aceite y enjuágate la boca con él durante un minuto, luego haz gárgaras brevemente y escupe. Se te quedará una capa ligera en la boca. Puedes hacer esto antes de acostarte y obtendrás los beneficios de una boca lubricada y los efectos antibacterianos del aceite de sésamo. La flema en la garganta puede corregirse reduciendo los lácteos fríos, el azúcar y los alimentos procesados.

En segundo lugar, sentarse en un escritorio y mirar fijamente la pantalla de un ordenador todo el día puede causar una mala postura debido al estiramiento del cuello hacia delante para ver la pantalla. Cada vez que te notes en esta posición, corrige la postura: siéntate erguido y echa la cabeza y los hombros hacia atrás para que tu columna vertebral esté mejor alineada.

Recitar y cantar

Recitar en voz alta los mantras de los chakras u otros mantras es un ejercicio excelente para tonificar la garganta y fortalecer las cuerdas vocales. Cantar nos alegra y puede tener un sentido trascendente. No es de extrañar que muchos cantemos en la ducha o cuando estamos solos en el coche. Da salida a un aspecto de nosotros que suele estar oculto. Libera la energía de tu quinto chakra cantando en voz alta, no solo en la ducha o en el coche.

Ejercicios de cabeza y cuello

Como al usar dispositivos electrónicos tendemos a adoptar una postura incorrecta para el cuello, es muy importante que lo estiremos a menudo para relajar los músculos cansados.

Siéntate erguido con la espalda recta y la cabeza en una posición neutra con la barbilla ni hacia arriba ni hacia abajo. Descansa las manos en tu regazo con las palmas hacia arriba. Gira la cabeza hacia la derecha, baja la barbilla y dibuja un semicírculo con ella mientras la llevas a tu izquierda. Luego llévala hacia abajo desde el lado izquierdo y dibuja un semicírculo para volver a la derecha. Sigue adelante y atrás ocho veces. A continuación, lleva la cabeza de vuelta a una posición centrada y neutra. Coloca los dos primeros dedos de la mano derecha sobre la barbilla y llévala al pecho. Mantenla así y respira. Suelta la cabeza y repite con la mano izquierda.

Asanas de yoga y ejercicios de *pranayama* para curar el quinto chakra

Prueba estos ejercicios para ayudar a curar y alinear el chakra Vishuddha.

> Puedes ver un vídeo demostrativo
> de estos ejercicios en
> **www.youtube.com/c/MichelleFondinAuthor.**
> Haz clic en la lista de reproducción y selecciona
> **Chakra Healing Asanas & Pranayamas.**
> Desliza el cursor por la lista hasta
> encontrar lo que buscas.

Respiración *ujjayi*: la respiración ujjayi, a la que se suele denominar la respiración del mar o, de manera más informal, la respiración de Darth Vader, es excelente para tonificar la garganta y calmar los nervios. Esta respiración trae calor al cuerpo y por lo tanto tiene una naturaleza yang. Para comenzar la respiración ujjayi, siéntate erguido y cierra los ojos. Imagínate que vas a empañar los cristales de unas gafas para limpiarlas y espira haciendo el sonido *ja*. Ahora cierra los labios y espira de la misma manera, pero con la boca cerrada. Inspira y espira con el sonido *ja*. Esto causa una contracción parcial de la garganta. Estás respirando desde la parte inferior del abdomen, hinchándolo a medida que inspiras y contrayéndolo al espirar. Al principio, es difícil inhalar con el sonido *ja*, pero con la práctica se vuelve más fácil. Una vez que adquieras práctica, intenta prolongar cada inspiración y espiración contando hasta cuatro. Utiliza esta técnica de respiración en cualquier momento en que te sientas estresado.

La respiración del león – *Simhasana*: esta respiración de aspecto un tanto ridículo es eficaz para tonificar la garganta, la boca y la mandíbula, y para despejar los pulmones y los bronquios. Para practicar la respiración del león, siéntate sobre los talones con las rodillas abiertas y coloca las manos en el suelo delante de ti. Si te resulta difícil sentarte así, puedes permanecer de pie con los pies separados. Inspira profundamente por la nariz y, a medida que espiras, abre la boca todo lo que puedas, saca la lengua y pronuncia la sílaba *ja* poniendo énfasis en la *j* al espirar, como si fueras un león rugiendo. Si deseas agregar otro componente físico para completar la asana, levanta las manos y ponlas en forma de garras mientras espiras. Es una postura magnífica para desprenderse de energía negativa.

Postura del puente – *Setu Bandhasana*: comienza por recostarte sobre la espalda con las rodillas flexionadas y la planta de los pies pegada firmemente al suelo. Separa los pies a la anchura de las caderas y colócalos en paralelo, con los dedos hacia delante y los brazos a los costados con las palmas hacia abajo. Empuja hacia abajo con las palmas y levanta la pelvis. Si puedes, junta las manos en la esterilla bajo la pelvis y entrelaza los dedos. Lleva los hombros hacia dentro, hacia la columna vertebral, y levanta la pelvis aún más. Mira directamente al techo y mantén la cabeza firme. Mantén la postura de cinco a diez respiraciones. Para bajar, separa las manos, lleva las palmas al suelo y baja la pelvis completamente. Como contrapostura, lleva ambas rodillas al pecho y mécete suavemente de lado a lado para masajear la espalda. La postura del puente estimula la tiroides, la paratiroides y la glándula timo.

Postura de la vela – *Salamba Sarvangasana*: la vela es una postura más avanzada, así que si eres principiante, hazla contra una pared (puedes ver las instrucciones a continuación) o con un observador. Coloca una manta o una toalla finamente plegadas en la esterilla y túmbate de modo que la manta quede debajo de la cabeza, el cuello y los hombros. Lleva los brazos a los costados con las palmas hacia abajo. Dobla las rodillas con las plantas de los pies apoyadas firmemente en el suelo. Empuja el suelo con las manos y eleva las piernas rectas en el aire mientras levantas la zona lumbar. Alza las manos para apoyar la espalda y mete los codos hacia la columna vertebral. Mantén la cabeza derecha y firme; no la gires hacia un lado.

Si prefieres apoyarte en una pared, comienza en la misma posición con la esterilla perpendicular a ella. Dobla las rodillas y coloca los pies sobre la pared. Empújalos contra ella para levantar la pelvis, apoya la parte inferior de la espalda en las manos y ve subiendo con los pies por la pared. Si te sientes estable, lleva un pie lejos de la pared y luego el otro para extender las piernas hacia arriba, hacia el techo. Permanece en esta postura durante unas cuantas respiraciones o unos cuantos minutos, dependiendo de tu nivel de destreza. Para bajar, lleva las rodillas dobladas hacia la frente y rueda suavemente la espalda por el suelo. Si continúas con la secuencia que te muestro aquí, pasa a la postura del arado. Si estás listo para relajarte, haz la postura del pez (página 250) o la postura de la mariposa reclinada (página 92).

Postura del arado – *Halasana*: para empezar, túmbate con una manta finamente plegada debajo de la cabeza y el cuello. Deja caer los brazos a los costados con las palmas hacia abajo. Dobla ambas rodillas con las plantas de los pies firmemente pegadas al suelo. Empuja con las manos y levanta las piernas. Lleva las piernas unidas y rectas por encima de la cabeza hasta que los dedos de los pies toquen el suelo. Doblarás el cuerpo completamente por la mitad. Puedes dejar los brazos en el suelo o doblar los codos y apoyar la espalda en las manos. Mantén la postura durante varias respiraciones.

Para salir de esta asana, baja las rodillas hacia la frente y lleva suavemente la espalda hasta el suelo, vértebra a vértebra. Para recuperarte haz la postura de la mariposa reclinada (página 92) o abraza las rodillas pegándolas al pecho y mece la espalda de lado a lado.

 ## LA CURACIÓN DEL CUERPO EMOCIONAL Y ENERGÉTICO

Para muchos, una de las cosas más difíciles es expresar la verdad. No me refiero a decir la verdad, que a veces es difícil en sí. Estoy hablando de expresar tu verdad interior, la verdad que se encuentra dentro de tu corazón. La verdad que es la esencia pura de tu alma, la voz que viene de tu yo superior y da autenticidad a tus palabras. Esa verdad habla de quien eres como individuo y brinda luz a tu singularidad en todos los sentidos.

En el tercer y cuarto chakras, tu personalidad se desarrolla para crear tus pasiones y tu amor. Pero es en el quinto chakra donde lo que has creado se expone al mundo a través de tus palabras y tu expresión verbal.

El temor al rechazo o a no encajar puede ser una de las razones por las que crees que no puedes mostrarte como eres. Sin embargo, quien eres es lo que Dios insufló en tu alma y solo cuando lo muestres al mundo hallarás el equilibrio.

Vivir en la verdad

Lejos de ser una tarea fácil para la mayoría de nosotros, vivir en la verdad significa vivir auténticamente en cada momento. Cuando te tomas esto en serio y lo pones en práctica, te das cuenta de verdad de lo increíblemente arduo que es. En cierto modo, te humilla y te machaca el ego. Por lo general, a menos que lo trabajes conscientemente, no te das cuenta de la cantidad de falsedad que puede infiltrarse en tu vida. La mayoría de las falsedades no son dañinas ni cruciales para alterar tu destino, pero son como pequeños granos de arena que pueden llegar a formar una montaña.

Piensa en los motivos por los que no puedes decir la verdad o toda la verdad. A veces no la decimos porque no nos conviene, como decirle a tu jefe que llegaste tarde porque te viste en medio de un atasco de tráfico en lugar de porque estuviste discutiendo con tu esposa. O tal vez la falsedad surja del miedo a la vergüenza. Por ejemplo, sin darte cuenta, fijaste una cita con un chico muy atractivo que acabas de conocer para la misma noche en que habías quedado con otro que no te gusta tanto. De manera que mientes y dices que estás enferma. O tal vez cuentas una mentira por miedo al rechazo o porque te sientes mal por el otro. Hay muchas razones por las que podrías mentir y la mayoría están relacionadas con el miedo. El miedo es una energía de frecuencia baja y lenta. Una vez que alcanzas el quinto chakra, tu cuerpo, mente y alma ya están vibrando en una frecuencia superior para que puedas conectarte fácilmente a tu yo espiritual. Cualquier falsedad o mentira que cuentes a los demás o a ti mismo deteriorará esa conexión entre tú y tu yo superior. Por lo tanto, no se trata de la realidad falseada que estás contando, sino de tu alineación con tu integridad y las vibraciones más elevadas de la verdad y el amor.

Ser auténtico en lugar de ser agradable

La autenticidad consiste en desprenderte de las falsas máscaras de tu identidad como persona y mostrarle al mundo quién eres. Todos llevamos una máscara. A veces es la máscara de alguien que trabaja, que juega, que es una pareja, un amigo, un hijo, un hermano, etc. Y tendemos a ponernos máscaras diferentes según la persona con la que estamos. Vivir en la verdad es desprenderse de todas esas máscaras y mostrarte tal y como eres. Quienes viven con autenticidad apenas cambian de actitud y apariencia estén con quienes estén. A veces, al hablar de ellos, decimos que son «auténticos y sinceros» y que tienen «los pies en la tierra».

Si, por el contrario, estás constantemente preocupado por agradar a los demás o con miedo a lo que piensen de ti, no solo estás llevando una máscara, sino que te la cambias dependiendo de quien tengas delante. Intentar ser agradable o agradar a todo el mundo es la antítesis de la verdad. Es imposible ser sincero o auténtico y tratar de complacer a todos. Si te transformas en lo que los demás quieren o en lo que tú crees que quieren, estás rechazando quien eres y tus propios deseos y necesidades.

Para comenzar a contrarrestar esta tendencia, primero tienes que averiguar lo que de verdad quieres, necesitas y deseas. Conocerte a ti mismo y tu verdadera naturaleza. Por ejemplo, si no te gusta el golf pero vas a jugar cada fin de semana porque quieres integrarte en el grupo o ascender en el trabajo, no estás siendo sincero contigo. Llegará un momento en el que tus compañeros se darán cuenta de que esa actividad no te gusta y pensarán que la haces solo para sacar algún provecho. Al final te saldrá el tiro por la culata.

Cuando era una joven madre y ama de casa, observé que las otras mamás de mi entorno pasaban la mayor parte del tiempo trabajando como voluntarias en la escuela primaria y llevando a sus hijos a competiciones deportivas y otras actividades extracurriculares. Caí en la trampa de querer ser como ellas. Creía que tenía que ser la madre perfecta y que si hacía lo que ellas hacían, lo conseguiría. Me agotaba ofreciendo voluntariamente mi tiempo y llevando a mis hijos de una actividad a otra. Llegó un día en el que me desperté y me di cuenta de que me sentía desgraciada. Y de que mis hijos también se sentían así. Todo ese tiempo que dedicaba al voluntariado se lo quitaba a la crianza de mis hijos. Y a ellos, tener un programa de actividades tan sobrecargado no les dejaba tiempo para jugar y ser niños. Cuando caí en la cuenta, reduje el voluntariado a una vez a la semana y les pedí a mis hijos que eligieran como mucho una actividad extracurricular cada vez. Cuando fui sincera conmigo misma, todo el mundo se quedó más contento.

Una reflexión sobre la verdad

Prueba este interesante ejercicio. Presta atención a tus palabras a lo largo del día y fíjate en si expresan lo que realmente sientes. Resiste la tentación de juzgar o amonestarte, limítate a observar. Quizá te sorprenda descubrir que hay momentos en los que no crees que estés «tergiversando la verdad» pero en realidad lo estás haciendo. Ten en cuenta que no me refiero a bromear ni a exagerar para exponer una idea sino más bien a alterar deliberadamente la verdad para engañar de alguna manera a otros o a ti mismo. Por ejemplo, si te subes a la báscula para pesarte y pesas setenta y tres kilos pero le dices a tu pareja que pesas sesenta y nueve, eso es mentir deliberadamente. Puede que pienses: «Bueno, ¿qué daño puede hacer esto? No son más que unos números en la báscula». Y quizá sea así, pero si de verdad no te importara tanto, ¿para qué ibas a cambiar esos números?

En última instancia, decir la verdad y tener presente tu verdad interior se basa en cultivarte para poder vivir una vida de superación en la que haya coherencia entre el cuerpo, la mente y el espíritu. Cuanto más mientes, más aumenta tu capacidad de decir mentiras y cuanto más te acostumbras a decir la verdad, más se desarrolla tu sinceridad. Al final, cuando cultivas y perfeccionas este hábito, obtienes mayores recompensas.

Vivir en la verdad y decir la verdad no significa que siempre tengas que contarlo todo. Tienes todo el derecho del mundo a decir: «Prefiero no decirlo», «Ahora mismo no estoy seguro» o «No es el mejor momento para hablar de eso». Si la verdad significa hacerle daño a alguien y eso no es lo que pretendes con la conversación, siempre puedes guardar silencio, a menos que quedarte en silencio signifique herirlo. Por ejemplo, si tu amiga te pregunta si te gusta su nuevo vestido rojo y no te gusta en absoluto, puedes callarte o decir algo como: «El que me encanta es el vestido de flores que llevabas la semana pasada». Estás suavizando las cosas para no herirla, pero no le estás mintiendo. Sin embargo, imagínate que te dice: «¿Qué te parece este chico con el que he empezado a salir?» y después de hacer una búsqueda por Internet y averiguar que tiene antecedentes penales, no se lo dices. En este caso podrías estar perjudicándola por no revelar la verdad. ¿Te das cuenta de la diferencia?

A medida que pasas tu día con este ejercicio, pregúntate a ti mismo: «¿Lo que voy a decir va a herir de algún modo mi integridad?» y «¿Al decir lo que estoy a punto de decir perderé la conexión con mi yo espiritual?». Te darás cuenta de que si puedes responder a esas preguntas honestamente, pasarás el día haciendo honor a la sinceridad.

LA CURACIÓN DEL CUERPO ESPIRITUAL

Tomar consciencia del quinto chakra es como despertar de un profundo sueño. Empiezas a ver las cosas de manera diferente. La palabra, hablada o escrita, adquiere un nuevo significado. Al emerger de la oscuridad de los chakras inferiores, las verdades espirituales comienzan a encajar y se juntan como las piezas de un rompecabezas que antes parecía muy complicado. De repente, puedes encontrarte en medio de un viaje espiritual tratando de absorber toda la información posible. Es emocionante cuando empiezas a preguntarte dónde había estado escondida esta maravillosa verdad durante toda tu vida.

Despertar a la verdad

¿Alguna vez has leído un libro muy bueno con un mensaje importante y luego, años más tarde, lo has vuelto a leer y te ha llegado un mensaje completamente distinto? Esa es la sensación que se tiene al despertar a las verdades espirituales. Un viejo adagio dice: «Cuando el estudiante está listo, aparece el maestro». En esta etapa de nuestro viaje por los chakras hemos avanzado mucho hasta llegar al plano espiritual, donde todo empieza a cobrar sentido.

Quizá, hasta llegar a este momento, te sentías como un alga arrastrada por el mar sin el menor control sobre tus pensamientos, tus sentimientos, tus emociones y tu destino. Ahora estás empezando a entender que *eres* el mar. Qué emocionante es comprender que todo es posible cuando te alineas con la fuerza creativa del universo.

Te encuentras en un momento de tu desarrollo espiritual en el que estás tan entusiasmado que te gustaría subirte al tejado y gritarles a todos los que te rodean: «¿No lo veis? ¿No os dais cuenta? ¡Es extraordinario!». Pero, por desgracia, no te entienden; no todos están en esa senda espiritual. Son como eras tú antes de despertar. Al principio, puede ser frustrante. Quieres compartir todo este maravilloso conocimiento. Quieres que otros vean que no somos nuestros cuerpos sino seres espirituales viviendo una experiencia humana. Con el conocimiento obtenido desde tu chakra del corazón, puedes volver a mirar dentro de ti y sentir compasión por quienes aún no han visto lo que tú ves.

Tu fe crece a pasos agigantados a medida que pones a prueba esta nueva conciencia espiritual. Quizá seas reticente a hablar de tu dicha, pero es necesario que lo hagas para compartir con los demás estas verdades espirituales, del mismo modo que otros las compartieron contigo.

MEDITACIÓN GUIADA VISHUDDHA

Siéntate cómodamente y cierra los ojos. Lleva la atención y la conciencia al área de la garganta. Si hace frío en la habitación, cúbretela con una bufanda cálida. O si lo prefieres, puedes usar las manos: entrelazarlas en forma de mariposa y colocar suavemente las palmas contra la garganta. Esto llevará calidez y energía curativa al quinto chakra. Establece la intención de brindar curación al cuello, la garganta, la glándula tiroides, las glándulas paratiroides, la mandíbula, la boca, la lengua, las cuerdas vocales y los oídos. Una vez que tomes la decisión de relajar todas estas partes del cuerpo, pregúntate: «¿Cómo puedo conocer mi verdad interior?». Solo con hacerte la pregunta, verás como aparecen las respuestas. A continuación, vuelve a llevar tu atención a la palabra *verdad*. Pídele a tu yo superior que acceda a su verdad interior.

Examina los diferentes aspectos de tu vida y sigue preguntándole a tu yo superior: «¿Cuál es mi verdad interior aquí?». Empieza por lo más importante, como la familia, los amigos y otras relaciones; luego pasa a la salud y el bienestar sin dejar de hacerte la misma pregunta: «¿Cuál es mi verdad interior aquí?». Después expande la reflexión a tu trabajo o carrera y pregúntate: «¿Cuál es mi verdad interior aquí?». A continuación, pasa a tus bienes materiales —finanzas, dinero, hogar, coches y otras posesiones— y pregúntate: «¿Cuál es mi verdad interior aquí?». Por último, examina tu espiritualidad, tus creencias, ideales y valores, y pregúntate: «¿Cuál es mi verdad interior aquí?». Tómate un tiempo para repasar otras áreas de tu vida que se te vayan ocurriendo mientras te repites la misma pregunta: «¿Cuál es mi verdad interior aquí?».

Presta atención a lo que surge. Reconócelo con una inclinación de cabeza. Trata de no juzgar lo que viene a ti en esta conversación con tu yo superior. Cuando hayas terminado, agradécele a ese yo superior toda su sabiduría. Puedes terminar la meditación cantando tres veces el mantra *HUM*.

Cuando te sientas listo, puedes abrir los ojos lentamente y volver a la actividad. Como esta meditación guiada te trajo algunas revelaciones, es posible que desees escribir lo que se te ocurrió mientras la realizabas.

La curación del cuerpo energético con gemas y colores

El color azul cielo se asocia con el quinto chakra.

El lapislázuli, conocido como la «piedra de la verdad», es estupendo para expresar tu verdad. También puedes utilizar aguamarina y turquesa. Puedes llevar o colgar junto a tu chakra de la garganta las piedras azules cianita e iolita para que te ayuden a mejorar la clarividencia o las habilidades auditivas psíquicas.

IDEAS QUE CONSIDERAR PARA TOMAR CONSCIENCIA DEL QUINTO CHAKRA

1. Al comunicarme con los demás tendré en cuenta que lo que crea hermosas historias no son las palabras sino los espacios entre las palabras. Y

no son las notas musicales lo que crea una música melodiosa, sino las pausas entre las notas. Estoy creando espacio en mi comunicación. Estoy haciendo una pausa, escuchando plenamente y permitiendo el espacio para que se creen maravillosas conversaciones.

2. El único camino a la autenticidad es revelar mi verdad interior.

3. La honestidad es la manera en que expreso el amor hacia mí mismo y mi integridad.

4. Permanezco abierto a todas las formas de comunicación y respeto las necesidades de otros para expresarse de muchas maneras.

5. Cuanto más vivo en la verdad, más verdad se me revela.

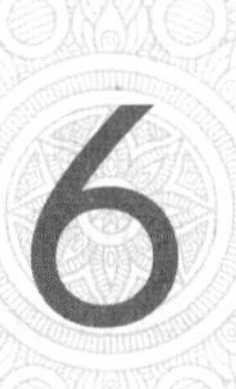

EL CHAKRA DEL TERCER OJO

Ajna

ELEMENTO: luz
COLOR: índigo
MANTRA: *SHAM*

El sexto chakra, Ajna, es un lugar especial en nuestro viaje por los chakras. Anatómicamente, hemos llegado a la zona del tercer ojo, que se encuentra entre las dos cejas y los dos ojos físicos. El sexto chakra abarca los ojos y la glándula pineal. Ajna es nuestro centro de intuición y clarividencia, es decir, nuestra capacidad de ver que trasciende lo físico.

Las descripciones de los primeros cinco chakras tienen, relativamente hablando, un fundamento bastante sólido y con suerte podrás relacionarlas con tu vida diaria. Te pido un poco de paciencia con la descripción del sexto chakra, que será más esotérica.

El mundo en el que vivimos está formado por opuestos. Donde hay arriba, hay abajo. Donde hay día, hay noche. Donde hay oscuridad, hay luz. No importa lo mucho que nos esforcemos por tener solo la mitad de algo, su opuesto siempre tiende a asomar de algún modo. Por muy bien que te encuentres un día, en lo más hondo de tu mente sabes que puede suceder algo que te entristezca. Pero lo bueno de esto es que cuando estás triste, puedes estar completamente seguro de que no durará y de que, con un poco de paciencia, al final volverás a sentirte bien. Este principio de los opuestos se llama dualidad.

Al nacer, viniste a este mundo de la dualidad. Iniciaste tu vida en la Tierra y al poco tiempo fuiste consciente de que algún día morirías.

Según la filosofía del tantra yoga, podemos trascender este mundo de la dualidad mientras aún vivimos. No tenemos que experimentar la muerte para apreciar nuestro estado de perfección en el que ya no existe el sufrimiento. Podemos tener esta experiencia estando vivos.

En los primeros cinco chakras vivimos atrapados en la experiencia de nuestros cinco sentidos, el *tanmantras*; con los cinco elementos, los *mahabhutas*, y con los tres gunas o cualidades del ser. Los primeros cinco chakras también están ligados a los tres doshas así como a las energías alternas del yin y el yang que son representativas de los nadis Ida y Pingala. Como puedes ver, hasta ahora éramos un juguete en manos de las numerosas circunstancias que influían en las experiencias de nuestra existencia.

Sin embargo, esto se acabó. Una vez que alcanzas el chakra Ajna, eres capaz de trascender todas esas circunstancias. Los nadis Ida y Pingala terminan en las fosas nasales. Para el sexto chakra los dos ojos físicos representan los nadis Ida y Pingala, y el tercer ojo representa el nadi Shushumna. Recuerda que el shushumna es el nadi central que atraviesa la médula espinal que conecta los siete chakras principales. Los ojos físicos ven el pasado y el presente, y el tercer ojo ve el futuro. Por último, los ojos físicos representan el sol y la luna, y el tercer ojo representa el fuego o la luz intensa.

Esta hermosa frase del doctor K. O. Paulose describe la esencia del sexto chakra: «Ajna es donde el tiempo deja de existir. No hay pasado, ni presente ni futuro. Ajna te ayudará a derribar las barreras que separan a tu yo individual y te enseñará a fundirte con la mente cósmica en una sola consciencia. Este es el chakra en el que termina la dualidad. No hay luz ni oscuridad, ni bueno ni malo. La esencia de Ajna es la verdad incondicional».[1]

El color que atribuimos al chakra del tercer ojo es el añil. El mantra, o *bija* (semilla) que entonamos para el sexto chakra es *SHAM*.

LAS AFECCIONES DEL SEXTO CHAKRA

Entre las afecciones del chakra Ajna figuran la ceguera, la fatiga, la visión borrosa, los dolores de cabeza, las alucinaciones, la dificultad para concentrarse y las pesadillas. Los problemas de memoria también pueden ser un trastorno del sexto chakra.

LA ENERGÍA DEL SEXTO CHAKRA

Si nunca has experimentado un estado trascendental de conciencia, quizá te cueste entender la energía de Ajna. Incluso podría resultarte difícil creer en la existencia de algo así. Permíteme darte un ejemplo para ayudarte a ver que ya has experimentado la naturaleza trascendente del sexto chakra.

¿Alguna vez has experimentado tu sentido de la intuición por medio de una corazonada o de un conocimiento interior? ¿Has tenido la sensación de saber claramente algo acerca de una persona o situación sin tener la menor idea de cómo lo sabías? Digamos que quieres adquirir un coche nuevo. Miras en varios sitios y al final das con un vehículo en particular que te gustaría comprar. El vendedor te muestra un modelo de gama alta equipado con los últimos adelantos. Le explicas que lo que tú deseas es el modelo básico con asientos delanteros climatizados pero sin ningún extra más. Él te convence de que puede conseguirte una estupenda oferta para el coche que te enseñó, con una relación calidad precio fantástica y una financiación inmejorable. Dudando un poco, le dejas que se encargue del papeleo. Tres horas más tarde, dice que ha ajustado al máximo los números y te muestra una cantidad que supera en cinco mil euros tu presupuesto inicial. Te das por vencido y estás a punto de firmar cuando algo en tu interior dice: «¡Alto!». Sueltas el bolígrafo y le dices al vendedor: «Me parece que tengo que seguir buscando. Creo que puedo conseguir una oferta mejor en otro sitio». Él trata de convencerte de que jamás en la vida podrías encontrar una mejor oferta para un coche así. Haces caso a tu intuición, abandonas el concesionario y te diriges a otro, donde consigues el mismo modelo de alta gama por cinco mil euros menos, exactamente lo que querías gastarte desde un principio, y con más accesorios. Eso es trascendencia.

Podrías decir que tu decisión de salir del primer concesionario era pura lógica porque la experiencia te ha enseñado a ver cuándo están intentando engañarte. Pero tu corazonada no se basaba en una información objetiva, a menos que antes de rechazar la primera oferta hubieras llamado a todos los concesionarios de vehículos de tu área especificando que querías ese mismo coche y ya hubieras obtenido la información. Tu corazonada surgió de un conocimiento interior, de una vocecita que te dijo que salieras de allí cuanto antes.

Si en algún momento has experimentado telepatía o alguna coincidencia significativa, eso indica que utilizaste tu sexto chakra. ¿Alguna vez has pensado en alguien que no habías visto o con quien no habías hablado desde hacía mucho tiempo y el simple hecho de pensar en esa persona hizo que de repente te llamara? O quizá estuvieras pensando en un libro que tenías muchas ganas de leer y un amigo se acercó a ti y te dijo: «Estaba de compras, vi este libro y me acordé de ti. ¿Lo quieres?». Algo así me sucedió cuando vivía en Francia. Estaba ayudando a mi suegro, que tenía algunos problemas de salud, y me acordé de un libro que había leído varios años antes, *Salud total en ocho semanas*, del doctor Andrew Weil. Sabía que si pudiera regalárselo, le cambiaría la vida. Pero no sabía dónde encontrarlo y ni siquiera si estaba traducido al francés. Ese mismo día fui al supermercado y pasé junto a una cesta llena de libros rebajados. Eché un vistazo y vi *Salud total en ocho semanas* en francés y a mitad de precio. Fue extrañísimo. Eso es lo que sucede cuando accedes plenamente a tu sexto chakra.

Mucha gente descarta casos como estos achacándolos a una pura coincidencia o casualidad. Mi respuesta a esa explicación es: «¿En serio?». ¿Qué probabilidad hay de que un libro, publicado originalmente en 1997, aparezca en una cesta con libros rebajados en un supermercado de Francia en 2006 entre todos los cientos de miles de libros que existen y justo en el mismo momento en que yo estaba allí? Apostaría a que hay una probabilidad prácticamente nula de que esto ocurra. Ese acontecimiento fue divinamente orquestado a raíz de la meditación y del estado superior de conciencia en el que estaba viviendo.

Al alinearte con la energía espiritual que reside en el chakra Ajna empiezan a producirse coincidencias significativas o sucesos sincrónicos. La vida se vuelve más fácil y satisfactoria. Disfrutas más y tu vida se llena de sentido.

NUESTRA RELACIÓN SOCIAL CON EL SEXTO CHAKRA

En nuestra sociedad no hemos llegado aún a un punto en el que la mayoría sea consciente de la existencia del sexto chakra. De ser así, no habría gente buena y gente mala, con lo que no se producirían guerras. Desaparecería la presión del ego y ya no nos preocuparía competir con los demás ni superarlos. A nivel global seríamos conscientes de la abundancia que nos rodea y comprenderíamos que en este planeta hay suficiente para todos. Al existir esa conciencia de la abundancia desaparecerían los delitos. Si todo fuera luz, no habría oscuridad.

El sentimiento de interconexión pondría fin al debate de si necesitamos o no cuidar de nuestro planeta. La respuesta sería obvia. La vida diaria fluiría con una mayor paz y armonía.

En Occidente el surgimiento de la iluminación espiritual no ha hecho más que comenzar. Sin duda hay más conciencia que en los últimos cien años, pero también una mayor oscuridad. Hemos pasado de las guerras mundiales a las guerras contra nosotros mismos y nuestra salud. La enfermedad en el conjunto de la sociedad refleja el estado de conciencia de sus miembros. Según los Centros para el Control y la Prevención de Enfermedades,[2] la mitad de los adultos estadounidenses, es decir, ciento treinta y tres millones de personas, sufren al menos una enfermedad crónica. La enfermedad no puede existir en el sexto chakra. Al sincronizar con la mente, el cuerpo, el espíritu y la totalidad del universo tu vibración adquiere tal velocidad que las energías más bajas de la enfermedad no pueden aferrarse a ti.

Permíteme darte un ejemplo. Tal vez haya habido un momento en tu vida en el que eras dichoso. Tu carrera iba de maravilla. Estabas profundamente enamorado. Tu vida familiar estaba equilibrada y te despertabas cada mañana con una sensación de euforia. Te sentías como en una nube. Aquello duró quizá una semana, un mes o un año. Pero ¿recuerdas que durante ese tiempo, cuando te sentías como si fueras a comerte el mundo, no enfermabas? A tu alrededor la gente se resfriaba o contraía la gripe, pero tú no. La enfermedad no te tocaba aunque te expusieras a ella. Por el contrario, tal vez hubo un tiempo en el que todo fuera mal. Te quedaste sin trabajo, se te averió el coche y en la misma semana se murió tu perro. Estabas estresado, triste y preocupado, y para terminar de estropear las cosas, contrajiste una infección bronquial peligrosa.

Te sugeriría que, si quieres vivir sin enfermedades, además de seguir el resto de los principios que se exponen en este libro, te alejes de la conciencia de la enfermedad. Apaga el televisor o la radio cuando hablen de medicamentos, trata incluso de evitar la publicidad sobre hospitales, centros de tratamiento de cáncer y otros centros médicos. No te conviene tener nada de esa energía cerca de ti ya que reduce tu frecuencia vibratoria. Si tus amigos o familiares hablan de la epidemia de gripe o del virus Zika, pídeles que por favor cambien de tema. Si sientes alguna molestia o dolor leve, procura no buscar por Internet una posible enfermedad. En lugar de eso haz algo de respiración yóguica, medita o cambia tu alimentación. Conozco a gente que en cuanto siente una pequeña molestia, y tras buscar posibles enfermedades, acude al médico con un autodiagnóstico. Con la excepción de hacerse chequeos anuales, ¿no sería mejor no tener que depender tanto de los médicos? Tu cuerpo es una máquina de curar. Considéralo como tal.

¿No sería genial si en lugar de anuncios médicos, tuviéramos anuncios motivacionales? Imagina a dónde irían tus pensamientos si vieras un cartel enorme que dijera: «Tu cuerpo es una máquina de curar. Estás sano». Luego, al entrar en Internet, aparecería este anuncio: «¡Tienes una energía extraordinaria!». La mayoría de las empresas del sector médico se arruinarían.

Cuando nos desprendamos de la creencia de que la enfermedad es un hecho, podremos evolucionar en nuestra conciencia como sociedad.

VIVIR DESDE EL CHAKRA AJNA

Quienes habitan en el chakra Ajna viven una vida mágica pero disciplinada. Los regalos que vienen con la conciencia del sexto chakra solo aparecen con una gran austeridad y una constante adherencia a unos principios firmes. No es de extrañar que solo un reducido y selecto grupo alcance este nivel de consciencia. Para obtener estos dones hace falta esforzarse y es un camino duro y a menudo solitario. Puede que los más allegados a ti no entiendan por qué necesitas meditar una hora al día o practicar yoga diariamente. Quizá no comprendan por qué tienes que comprar solo alimentos orgánicos, reciclar o ayudar continuamente a organizaciones benéficas. Puede que te molesten por no beber alcohol, consumir drogas ni tomar otras sustancias perjudiciales. Tal vez les parezcas débil por no discutir nunca con los demás ni tratar de convencerlos de que llevas razón. Y ciertamente no entenderán por qué prefieres el silencio a la música o la televisión a todo volumen.

Al vivir en el chakra Ajna renuncias a un gran número de cosas, pero a cambio ganas mucho más. Vives dichoso y alegre todos los días de tu vida. Los recursos que necesitas parecen surgir de la nada. Comienzas a conocer el futuro y a saber qué gente y lugares debes evitar. Tu vida se desarrolla sin esfuerzo y con comodidad. Muchos de los que viven en este estado tienen un poder curativo. Y los demás se sienten en paz cuando están contigo.

RECONOCER LOS DESEQUILIBRIOS DEL SEXTO CHAKRA

Practicar la meditación y vivir una vida de austeridad no son las únicas formas de obtener el nivel de trascendencia que buscamos la mayoría. Cuidado con los atajos a la trascendencia. Algunos tratan de conseguir la trascendencia del sexto chakra por medios destructivos como el ayuno extremo, las drogas, el alcohol y otros tipos de comportamiento adictivo. Puedes visitar fugazmente la felicidad inundando tu cerebro de sustancias adictivas o privándolo de oxígeno, comida o agua. Pero esto siempre tiene un precio. Cuando te fuerzas a alcanzar un estado superior de consciencia, creas una deuda kármica que hay que pagar. A menudo los bajones de estos estados te hacen caer a las áreas más primarias y básicas del primer chakra, donde estás rodeado de miedo, vergüenza y culpa. Como todos buscamos una mayor conexión espiritual a algún nivel, podemos tener la tentación de tomar un atajo a la dicha trascendente. Sin embargo, cualquier cosa que merezca la pena merece también el esfuerzo.

ACEPTAR LOS DONES DEL SEXTO CHAKRA

Si no estás viviendo ya en el estado de conciencia del sexto chakra, al menos parte del tiempo, quizá sea porque te da miedo aceptar sus dones. Puede que seas reacio a seguir tu intuición o confiar en tus visiones, tanto si vienen de tu interior como de experiencias visuales externas.

Aceptar los dones del sexto chakra puede darte una ventaja sobre quienes no los aceptan. Tu poder de la intuición puede ahorrarte mucho dolor y angustia, ya que te ayudará a tomar mejores decisiones y a orientarte por la vida con mayor facilidad. El poder de soñar y visualizar puede llevarte a alcanzar tus deseos y el propósito de tu vida en un abrir y cerrar de ojos. El sexto chakra trasciende el tiempo y el espacio. En el reino universal la manifestación no es lineal. No espera el momento y el lugar perfectos. Puedes dar saltos cuánticos en tu progreso a través del poder de visualizar, soñar despierto y seguir tu intuición.

En una reunión de Al-Anon, un grupo de recuperación para personas afectadas por el alcoholismo de otros, conocí a una mujer. Era muy agradable y tenía un gran corazón. Me contó que llevaba más de cuarenta y nueve años en el programa. Aún seguía trabajando en los problemas que la agobiaban desde el principio. Al parecer, muchas otras mujeres que estaban en el programa se encontraban en la misma situación. Llevaban años, y en muchos casos décadas, en el programa, repasando los errores del pasado y, a menudo, repitiéndolos en el presente. Esta historia me la suelen contar quienes permanecen en terapia durante muchos años. No creo en aferrarse a esta especie de compás de espera. Para que haya un verdadero desarrollo espiritual debes estar siempre creciendo. Los programas y los libros de autoayuda son estupendos. Hay capas de crecimiento personal que pueden desarrollarse por medio de la repetición. Sin embargo, si te encuentras con que estás repitiendo una y otra vez la misma conducta destructiva o dándole vueltas a cómo te comportaste en el pasado o a los sentimientos y emociones que tuviste entonces, te costará alcanzar el nivel de conciencia del sexto chakra. En lugar de obsesionarte pensando en ese defecto que tienes o en aquella conducta o emoción tan arraigados en ti, visualízate sano y fuerte. Dedica un tiempo a imaginarte viviendo con otra mentalidad y adoptándola. Vivir de forma diferente es tan fácil como tomar una decisión. Mi filosofía es aprender la lección y seguir adelante.

Todos vamos a vivir una cantidad limitada de años en este mundo. En total podrías llegar a setenta, ochenta, noventa o cien. Sabiendo que tu tiempo es limitado, ¿por qué no lo aprovechas mejor trabajando *con* la energía universal en lugar de contra ella? Cuando te decidas a aceptar este aspecto espiritual de tu ser, verás como creces a pasos agigantados.

LA CURACIÓN DEL CHAKRA AJNA

AFIRMACIÓN DIARIA
Sigo el camino de la verdad.

LA CURACIÓN DEL CUERPO FÍSICO

Para ayudar a aliviar bloqueos o desequilibrios en el sexto chakra, es importante elegir alimentos que afirmen la vida, agua potable y un ambiente vivo sano, libre de toxinas. Mueve el cuerpo y practica la meditación diariamente. Es fundamental vivir de esta manera ya que así despiertas cada uno de los chakras. Sin embargo, si deseas experimentar la ligereza física que te brinda los dones del sexto chakra, debes mantener el cuerpo libre de toxinas. Por supuesto, es imposible controlarlo todo en tu entorno, pero procura controlar lo que puedas.

La capacidad para acceder a tu intuición se acrecentará si pasas tiempo en la naturaleza. Tu cuerpo se sincronizará con sus ritmos y sentirás que tu vida fluye más.

Ejercicios de yoga para los ojos

Estos ejercicios oculares de yoga son estupendos para los conos y los bastones de los ojos así como para estimular el cerebro y solo hace falta dedicarles dos o tres minutos. Quítate las gafas o las lentes de contacto si las usas. Siéntate erguido con las manos sobre el regazo con las palmas hacia arriba. Mantén la cabeza firme. Repite diez veces cada uno de los tres ejercicios siguientes:

- Mira hacia arriba a la derecha y hacia abajo a la izquierda. Luego mira hacia arriba a la izquierda y hacia abajo a la derecha.

- Mira de lado a lado, como si estuvieras tratando de mirar a cada oreja. Mira hacia arriba a un punto entre las cejas y luego mira hacia abajo hacia la barbilla.

- Por último, mira hacia la nariz y quédate mirando de veinte a treinta segundos. Cuando hayas terminado, frótate las manos para crear fricción y calor. Coloca las palmas de las manos sobre los ojos y mantenlas ahí durante unos treinta segundos. Sin separarlas de los ojos, muévelas suavemente en un movimiento circular sobre ellos para masajearlos. Cuando termines, aparta las manos y abre los ojos.

Terapia de la luz

Además de los ejercicios oculares, puedes fortalecer tu sentido de la vista mediante el uso de la terapia de la luz y ayudar a curar toda una serie de enfermedades. La mejor fuente de terapia de la luz es, por supuesto, el sol. No debes mirarlo nunca directamente. Sin embargo, puedes mirar fijamente el sol con los ojos cerrados. También puedes tratar de hacer movimientos oculares circulares: con los ojos cerrados, mira hacia el sol y traza su forma moviendo los ojos en el sentido de las manecillas del reloj y luego al revés. Haz esta terapia solar durante diez minutos al día. En invierno se puede lograr un efecto similar usando una caja de luz de espectro completo diseñada para la terapia lumínica.

Según un artículo de la clínica Mayo,[3] la caja de luz debe proporcionar una exposición a 10.000 lux de iluminación y emitir el mínimo de luz violeta posible para evitar daños en la piel y los ojos. Lo mismo que no mirarías directamente al sol para hacer tus ejercicios oculares, evita mirar directamente a la caja de luz. Si tienes glaucoma, cataratas o daño ocular por diabetes, consulta al oculista antes de seguir cualquier tipo de terapia de luz para los ojos.

Asanas de yoga y ejercicios de *pranayama* para curar el sexto chakra

Practica estas técnicas de respiración y posturas para ayudar a equilibrar el chakra Ajna

> Puedes ver un vídeo demostrativo
> de estos ejercicios en
> **www.youtube.com/c/MichelleFondinAuthor.**
> Haz clic en la lista de reproducción y selecciona
> **Chakra Healing Asanas & Pranayamas.**
> Desliza el cursor por la lista hasta
> encontrar lo que buscas.

Respiración alterna por la nariz — *Nadi shodhana*: la práctica de nadi shodhana sincroniza los hemisferios del cerebro. Comienza por sentarte con la espalda recta y los ojos cerrados. Coloca la mano izquierda sobre el regazo, con la palma hacia arriba. Lleva los dedos índice y corazón de la mano derecha al tercer ojo, entre las cejas. Apoya suavemente el pulgar derecho en la fosa nasal derecha. Apoya la parte interior del dedo anular doblado en la fosa nasal izquierda. Para empezar, inspira y espira por ambas fosas nasales con los labios cerrados. Bloquea la fosa nasal derecha con el pulgar e inspira por la izquierda contando hasta dos. Bloquea ambas fosas nasales y cuenta hasta seis. Luego espira a través de la fosa nasal derecha contando hasta cuatro. Inspira a través de la fosa nasal derecha contando hasta dos, aguanta la respiración contando hasta seis y luego, contando hasta cuatro, espira por la fosa nasal izquierda. Mantén el mismo patrón al alternar la fosa nasal. Repítelo de dos a cinco minutos.

Respiración de la abeja – *Bhramari*: esta técnica de respiración ayuda a despejar los senos nasales, aliviar los dolores de cabeza y calmar los nervios. Siéntate en una posición cómoda, con la columna erguida, y cierra los ojos. Con los dedos corazón y anular de cada mano presiona suavemente los ojos, tapándolos por completo. Presiona el interior de las orejas con los pulgares para impedir la audición. Apoya los meñiques en la parte superior de las mejillas y los índices ligeramente por encima de las cejas. Respira profundamente por la nariz en el abdomen y espira diciendo *HUM* u *OM*, poniendo énfasis en el sonido *mmmm* y prolongándolo durante toda la espiración. Sentirás la vibración por toda la cabeza.

Repite durante al menos diez respiraciones. Tras completar la respiración de la abeja te sentirás repleto de energía.

Postura del águila – *Garudasana*: la postura del águila es estupenda para cultivar la concentración y la atención unidireccional. Ponte de pie en la esterilla con los pies en paralelo. Dobla las rodillas y levanta la pierna derecha para cruzarla sobre la izquierda. Si puedes, apoya los dedos de los pies tras la pantorrilla izquierda. Ahora estarás en cuclillas con una pierna cruzada alrededor de la otra. Si te resulta muy difícil apoyar los dedos de los pies en la parte posterior de la pantorrilla, coloca el pie derecho al lado de la pierna izquierda. También puedes colocar un bloque de yoga junto al pie izquierdo y apoyar en él los dedos del pie derecho. A continuación, levanta los brazos y dóblalos de manera que parezcan los postes de una portería. Pasa el brazo derecho por debajo del izquierdo y entrelázalos para que las dos manos se junten en la parte superior. Los brazos quedarán entrelazados, lo mismo que las piernas. En esta postura junta las palmas. El punto en el que enfocarás la atención será las manos. Eleva los codos y baja los hombros. Mantén esta postura de cuatro a seis respiraciones, luego repite con el otro lado.

Postura del delfín – *Ardha Pincha Mayurasana*: el delfín es una postura invertida ligera, es decir, una postura de yoga en la que la cabeza se encuentra en una posición más baja que el corazón. Por regla general las posturas invertidas son buenas para los chakras superiores. Esta postura, aunque parezca fácil, en realidad es bastante difícil, ya que requiere fuerza en la parte superior del cuerpo. Puedes llegar a dominar esta asana haciendo descansos frecuentes. Practicar la postura del delfín también es bueno para desarrollar la fuerza y así poder realizar una asana apoyándote en la cabeza.

Comienza a gatas sobre la esterilla. Coloca los antebrazos en la esterilla con los codos directamente debajo de los hombros. Junta las manos delante de ti y lleva los hombros hacia atrás para crear una base estable. Las manos y los codos formarán un triángulo. Levanta suavemente las rodillas del suelo y lleva los pies hacia los codos hasta formar una letra V invertida. La cabeza quedará colgando. Alza la rabadilla hacia el cielo. Con objeto de impulsar la energía hacia el chakra Ajna, levanta la cabeza para que el tercer ojo mire directamente a la tierra. Permanece en esta postura de cuatro a seis respiraciones, a continuación, baja las rodillas al suelo y adopta la postura del niño como contrapostura: baja las caderas hasta la esterilla, luego extiende el torso hacia delante y déjalo reposar entre los muslos, con la frente en el suelo.

 # LA CURACIÓN DEL CUERPO EMOCIONAL Y ENERGÉTICO

Y dijo Dios: «Hágase la luz»; y se hizo la luz.
Y vio Dios que la luz era buena.
Y separó la luz de las tinieblas.
Génesis 1: 3-4

Un gran obstáculo para la curación del cuerpo emocional, especialmente en el nivel de la consciencia del sexto chakra, es la lucha de la luz contra la oscuridad. Los buscadores espirituales fervientes pueden tener tanto empeño en lograr la iluminación que se olvidan de algunos pasos cruciales a lo largo del camino.

Al principio del capítulo hablé sobre la dualidad dinámica de este mundo. El tira y afloja del mundo de opuestos no solo ocurre en tu entorno; también en ti. Hay aspectos en ti que parecen ir en contra de todo lo que defiendes en tu senda espiritual. Sin embargo, ahí están, bien presentes o bien acechando a la vuelta de la esquina. El principiante en la senda espiritual tratará de apartarlos, con la esperanza de que no vuelvan. Pero para experimentar plenamente la luz hay que enfrentarse a estas sombras y aceptarlas. Un ejemplo perfecto de esta afirmación es que si nunca vieras la oscuridad, nunca podrías experimentar el cielo nocturno lleno de estrellas, planetas y otros cuerpos astrales.

A menudo es a través de tu propia oscuridad como descubres tu luz. En la Biblia se dice que Dios creó la luz a partir de la oscuridad ya que esta fue anterior. Mi experiencia con el cáncer me permitió ayudar a infinidad de personas por medio de mis escritos sobre la curación. Cuando hablo con exadictos al alcohol o a las drogas, todos me dicen que nunca habrían llegado a la vida espiritual que viven ahora si no fuera por los días aciagos de la adicción.

Todos hemos visto casos en los medios de comunicación que demuestran que esconder la oscuridad solo empeora las cosas. Fíjate en los escándalos sexuales de los políticos, los casos de corrupción y de uso incorrecto de los fondos de campaña.

Uno de los mejores maestros que he tenido, el doctor David Simon, solía decir: «Puedes hacer toda la meditación del mundo, pero si no trabajas la curación emocional, no lograrás alcanzar la iluminación». La curación emocional no significa que tengas que pasar veinte años en terapia. Tan solo significa enfrentarte a tus demonios, a los aspectos sombríos de ti que no son agradables de ver. Invítalos y mantén una conversación con ellos. Diles que ya no van a gobernar más tu vida.

Yo tenía un problema bastante grave de ansiedad que me perjudicó enormemente en diferentes periodos de mi vida. Me ofuscaban las historias que tenía en la cabeza y que, en su mayor parte, no eran ciertas. Pero no hacía más que darles vueltas. Antes solía bromear diciendo que lo bueno de ser escritora es que tienes una imaginación desbordante y que eso es también lo peor: que tienes una imaginación desbordante. Lo que me salvó fue aprender meditación y practicarla ya que descubrí que puedo controlar y dirigir mis pensamientos.

La mejor manera de hacer frente a tus sombras es transmutarlas. Transformar la energía de la sombra en algo bueno que pueda ayudar a la humanidad. Envía luz a la oscuridad. Por ejemplo, si tu sombra es una obsesión por la limpieza y la organización de la casa, podrías crear un negocio que consista en ayudar a otros a organizar armarios y espacios de vida. Si eres una compradora compulsiva, puedes ponerte en contacto con un centro de acogida y preguntarles qué necesitan para sus paquetes de asistencia. Luego podrías emplear tu habilidad en las compras y conseguir los mejores precios para hacer paquetes de asistencia para las mujeres y niños que viven en hogares de acogida. Lo mejor de ser humano es tu humanidad. No hay motivos para avergonzarte de tus debilidades ni de tus sombras siempre que no le hagan daño a nadie, incluido tú. De hecho, con frecuencia cuando sacamos a la luz nuestras sombras es cuando su poder se desvanece. La ayuda profesional puede apoyarte en este proceso, pero a veces lo único que necesitas es simplemente decidirte a actuar.

LA CURACIÓN DEL CUERPO ESPIRITUAL

La meditación es la principal práctica que te ayudará a alcanzar el nivel de conciencia del sexto chakra. La meditación es un tema candente en la cultura estadounidense actual y están surgiendo esfuerzos por incluirla en las actividades diarias de hospitales, empresas e incluso escuelas. Más que *meditación*, se escucha la palabra *mindfulness*, que se refiere a un tipo de meditación. Como maestra de meditación, el término *mindfulness* no me parece del todo adecuado por lo que respecta a la meditación. Sin duda, la clave de todo lo que he expuesto hasta ahora es la consciencia. Debemos ser conscientes de nuestros pensamientos, palabras y acciones, así como de nuestro cuerpo y nuestra mente. Sin embargo, cuando oigo el término *mindfulness*, pienso en la concentración o en llenar la mente. Para meditar, necesitas estar atento en lugar de concentrarte y liberar la mente en lugar de llenarla.

La mayoría de la gente viene a meditar diciendo: «¡Pienso demasiado! ¡Hazme salir de la mente!». En la meditación te sales de la mente. Todo el mundo ha experimentado los efectos de la mente de mono. Tu mente revolotea de pensamiento a pensamiento como un mono balanceándose de rama en rama. Mientras no eres consciente de ser el pensador de tus pensamientos, estás a merced del hábito ingobernable de la mente de revolotear de un lado a otro fuera de control. No es de extrañar que millones de personas sufran de ansiedad y depresión. Si tienes la impresión de que no puedes controlar tus pensamientos ni los fuertes impulsos de la mente, es natural que tengas motivos para sentir ansiedad. Sin embargo, la buena noticia es que tienes control. Solo necesitas aprender a utilizar las herramientas que te permiten ejercitar el músculo del control.

Cuando eres consciente de que hay varias partes actuando dentro de ti, puedes aprovechar las fuerzas de tu mente y conseguir que haga lo que deseas. Esto lo logras si en lugar de obligarla a ir en la dirección que deseas, la persuades. ¿Cómo tratamos de controlar la mente la mayoría? Supongamos que estás intentando dejar un mal hábito, como comer una chocolatina por las noches. Puedes tratar de superar este hábito estableciendo una meta como no comer nada de chocolate o comerlo solo una vez por semana. Luego podrías abstenerte del chocolate dejando de comprarlo, distrayéndote de otras maneras o reemplazándolo con algo. Estas tácticas pueden funcionar y, de hecho, funcionan. Pero todas ellas implican forzar a la mente a distraerse. Si alguna vez has intentado hacer algo así, sabrás que es difícil y agotador. Que tienes que luchar a menudo contra la mente. Esta te dirá cosas como: «El chocolate no es tan malo. Los estudios demuestran que tiene antioxidantes que son buenos para la salud», «Hoy has tenido un día muy duro; ¿no te mereces un poco de chocolate?», etc. Y así, una y otra vez, utilizando sus mejores razonamientos para alejarte de tu objetivo. Lo malo de luchar o emplear una fuerte determinación para conseguir algo es que en lugar de fortalecerte te agota. Llega un momento en que te cansas de pelear y tiras la toalla.

Ahora vamos a comparar el método anterior con persuadir a la mente saliéndote de ella. Cuando meditas, no estás en la mente. Estás accediendo al espíritu o la parte de ti que nunca nació y por lo tanto no puede morir. Tu espíritu es esa parte de ti que es eterna. Mi gurú, el doctor Wayne W. Dyer, solía decir que cuando te hablas a ti mismo, hay dos personas: tú y tu Yo.[4] El Yo con mayúscula es el yo superior al que me estoy refiriendo. El otro yo, conocido como el ego, es el que intenta empujarte hacia tus metas y te deja exhausto. El yo superior es la parte de ti que solo quiere el bien y que puede utilizar el poder de la intuición. Cuando sales de la mente por medio de la meditación, logras un mayor acceso a tu yo superior.

Una idea errónea que se tiene habitualmente acerca de la meditación es que al meditar se detiene toda la actividad mental. La función de la mente es pensar. Siempre lo hará, pase lo que pase. A través de la meditación puedes reducir el número de pensamientos y evolucionarlos para acercarte a lo que deseas, pero no dejarás de pensar por completo.

Al salir de la mente, lo que también se conoce como trascendencia, fortaleces tu relación con tu espíritu o tu yo superior. Luego regresas a la mente con amor y aceptación. Con estas cualidades superiores del espíritu, persuades a la mente para que tenga pensamientos que te ayuden con cariño, fácilmente y sin esfuerzo. El caos de la mente de mono desaparece y te quedas con una mente que piensa con mayor claridad. Cuanto más meditas, más claramente puedes pensar y más en contacto estás con tu intuición.

MEDITACIÓN GUIADA AJNA

Siéntate o recuéstate cómodamente y cierra los ojos. Enfoca tu atención en el área entre las cejas, en el tercer ojo. Si quieres que tu consciencia se vuelva más clara, lámete el pulgar y luego impregna de esa humedad el tercer ojo. Inspira profundamente un par de veces desde el abdomen y espira por completo. Manteniendo el foco de atención en el tercer ojo, pídele a tu yo superior que se manifieste. Tu yo superior, al que también nos referimos como el testigo, es el que siempre ha estado ahí. Es esa vocecita tranquila que hay en tu interior que siempre te dice la verdad. Es ese aspecto de ti que estaba ahí antes de que nacieras y que seguirá contigo después de tu muerte. Tu yo superior siempre está presente, presenciándolo todo y actuando de acuerdo con tu propósito más elevado. Salúdalo y acógelo en tu seno.

Vas a emprender un viaje con tu yo superior al momento de tu recuerdo más antiguo. Intenta acordarte. ¿Qué era? ¿Quién estaba ahí? ¿Qué veías a tu alrededor? ¿Qué llevabas puesto? ¿Qué llevaban los demás? ¿Recuerdas que esa presencia que es testigo de todo estuviera allí? ¿Qué conocimiento compartió contigo en ese momento?

A continuación, ve a un recuerdo de tus primeros años de la niñez, entre las edades de seis y doce años. ¿Hay un determinado momento que te llame la atención? ¿Recuerdas que tu yo superior estuviera allí y te dijera lo que debías hacer? ¿Seguiste el consejo de tu testigo interior o actuaste en contra de él?

Ahora, avanza rápidamente hasta la adolescencia, las edades comprendidas entre los trece y los diecinueve años. ¿Qué momento de este periodo te viene a la mente? ¿Quién estaba ahí? ¿Qué llevabas puesto? ¿Qué llevaban los demás? ¿Cómo era tu entorno? ¿Cómo te sentías? ¿Recuerdas que tu ser superior estuviera allí contigo? Dedica un tiempo a seguir recorriendo las diferentes décadas de tu vida, eligiendo un momento que sobresalga en cada una de ellas y siendo consciente de tu yo superior en todas.

Vuelve al momento presente. Piensa en los problemas que tienes actualmente. Quizá necesites tomar una decisión o sanar una relación. Sea lo que sea, pregúntale a tu testigo o yo superior: «¿Cuál es la mejor opción para mi propio bien?». A continuación, repasa mentalmente tu cuerpo para ver si sientes una especie de tirón en tu interior o una sensación de que conoces la respuesta. En ese momento se te ocurrirá una idea o una solución en la que no habías pensado nunca. Ahora tu yo superior está dirigiendo tus pensamientos y ayudándote mediante el poder de su intuición.

Tu testigo interior siempre es amoroso, sincero y amable. Nunca te pedirá que hagas nada ni tomes cualquier decisión que vaya en contra del amor. Si escuchas una voz que no tiene en cuenta el amor, ese es tu ego. Cuando lo escuches, dale las gracias y aléjalo de ti para que puedas sentir la voz de tu yo superior. Sigue haciendo esto con cada problema que tengas y siente cómo la respuesta viene a través de tu testigo.

Cuando hayas terminado, dale las gracias a tu yo superior por guiarte. Puedes pedirle que te ayude a estar más presente con él cada día. Puedes terminar tu meditación entonando el mantra *SHAM* tres veces. Tómate unos segundos para abrir los ojos.

Siempre podrás volver a esta meditación en cualquier momento en el que necesites reavivar la conexión con tu yo superior.

La curación del cuerpo energético con gemas y colores

El añil, o morado azulado, es el color del sexto chakra. Puedes vestir de añil o adornar una habitación con este color. La amatista, el lapislázuli y la azurita son piedras y cristales excelentes para ayudar a alinear el chakra del tercer ojo. La cianita añil estimula la glándula pineal y puede ayudar a despertar las habilidades psíquicas.

IDEAS QUE CONSIDERAR PARA TOMAR CONSCIENCIA DEL SEXTO CHAKRA

1. Mi sentido de la intuición es tan fiable como mis sentidos de la vista, el olfato, el oído, el tacto y el gusto.
2. Me pondré en contacto con mi testigo o mi yo superior y me dedicaré a observarme en todos los aspectos de la vida.
3. A medida que reconozca mis sombras, se disiparán y viviré más de lleno en la luz.
4. La meditación es mi camino hacia el conocimiento y la iluminación.

7 EL CHAKRA DE LA CORONILLA

Sahaswara

COLOR: violeta o blanco
MANTRA: *OM*

Hemos llegado a la cima de los siete chakras, el chakra Sahaswara, nuestra fuente de iluminación y conexión espiritual. A este chakra también se lo conoce como el loto de los mil pétalos. En las tradiciones hindúes y budistas, la flor del loto es un símbolo poderoso. Crece a pesar de la adversidad en aguas turbias y florece donde no hay claridad. La belleza del loto emerge de la oscuridad. Y lo mismo sucede contigo: te ha llevado mucho tiempo llegar hasta aquí. Tu camino hacia la iluminación ha tenido algunos baches y reveses. Sin embargo, aquí estás, eres un magnífico ejemplo para el mundo.

El séptimo chakra se encuentra en la coronilla e incluye la corteza cerebral, el sistema nervioso central y la glándula pituitaria.

Los artistas han representado el chakra de la coronilla como un halo en los cuadros y en las imágenes de los santos y los grandes maestros espirituales. Alrededor del ser de quien vive desde Sahaswara siempre brilla una luz blanca.

Aquí hay un canal permanentemente abierto al conocimiento y la sabiduría divinos. El estado de conciencia del séptimo chakra existe más allá del espacio, el tiempo y la causalidad. Cuando alcanzas este estado, te fusionas con la unidad. Trasciendes por completo la dualidad. La mente no se ve afectada por las fluctuaciones y la separación. Quienes viven desde el séptimo chakra poseen poderes *siddhi*, entre ellos la clarividencia, la levitación y la psicoquinesis.

Los *Yoga Sutras* de Patanjali nos proporcionan una hoja de ruta para abrir el chakra Sahaswara a través de la quinta rama del yoga conocida como pratyahara, o control de los sentidos. Por medio de esta práctica diriges los sentidos hacia dentro, cerrando los ojos, observando el silencio y minimizando las experiencias sensoriales, y accedes a tu mundo interior. Los viajes repetidos a tu mundo interior crean una senda a la iluminación.

Los colores que atribuimos al chakra de la coronilla son el violeta y el blanco. No hay elementos de la tierra que lo representen, ya que es un chakra de la trascendencia del plano físico. El mantra, o *bija* (semilla) que entonamos para el séptimo chakra es *OM*.

LAS AFECCIONES DEL SÉPTIMO CHAKRA

Entre las enfermedades y trastornos del séptimo chakra figuran la depresión, la alienación, la confusión, el aburrimiento, la apatía, el escepticismo espiritual y la incapacidad para aprender o comprender. Un chakra de la coronilla desequilibrado también puede llevarte a ser excesivamente intelectual, a sentir una superioridad espiritual o a considerarte miembro de una élite espiritual.

LA ENERGÍA DEL SÉPTIMO CHAKRA

Quienes alcanzan la energía del séptimo chakra han logrado lo que en sánscrito se conoce como *guru darshana*. Perciben y canalizan los mensajes divinos y pueden transmitirlos a los demás y disipar la oscuridad. Llevan la iluminación a los demás a través de su sabiduría y sus poderes de sanación. La energía que reciben es pura y no adulterada.

Los gurús, o maestros espirituales, que han alcanzado el *guru darshana* tienen poco ego. Han superado los límites de sus egos, por lo que los buscadores espirituales que se encuentran en su presencia solo sienten paz, amor y compasión. El personaje que normalmente proyectamos hacia el exterior para los demás con nuestro propio ego se esfuma en presencia de *guru darshana*. Por lo tanto, los buscadores pueden sanar espontáneamente, desprenderse del karma pasado y liberarse cuando están con los gurús.

Quienes viven en la energía de Sahaswara reciben un canal despejado por el que les llega conocimiento divino. Quienes viven en niveles más bajos de consciencia buscan las respuestas en otros. Buscan la opinión de los demás y, en algunos casos, su aprobación. La confusión surge a medida que siguen preguntando y recibiendo respuestas contradictorias. Al final, no saben en quién confiar ni a quién seguir. ¿Te ha ocurrido esto alguna vez?

Te pasas la vida buscando fuera de ti las respuestas cuando han estado todo el tiempo dentro de ti. No se encuentran en tu intelecto ni en tu ego sino que, por el contrario, están en tu corazón y en tu alma. El conocimiento interior es el que te proporciona las respuestas adecuadas.

Los pesimistas tratarán de disuadirte. La gente te dirá que estás loco. Sin embargo, aunque tus decisiones y respuestas puedan ser poco convencionales y a veces extravagantes, sabrás lo que te conviene. Podrás decirles a los demás con confianza: «No sé cómo lo sé. Tan solo lo sé».

NUESTRA RELACIÓN SOCIAL CON EL SÉPTIMO CHAKRA

Vivimos en una sociedad de incrédulos. Entiendo la audacia de esta afirmación, pero es verdad. Somos una sociedad que quiere desesperadamente creer. Fíjate en todas las películas de fantasía que se producen. ¿Es de extrañar que los libros de la saga *Harry Potter* sigan siendo hoy en día de los que más se venden? Como sociedad queremos creer en la magia, los superpoderes y la trascendencia. Sin embargo, no creemos.

Si te dijera que he levitado, ¿me creerías? Bueno, teniendo en cuenta que estás leyendo un libro sobre los chakras quizá podrías creerme. Sin embargo, si se lo dijera a tu hermano, madre, padre o mejor amigo, ¿me creerían? Probablemente no. Pero he levitado. Solo que esto no se lo cuento a cualquiera, porque puede que se rían de mí o que me encierren. Lo que he experimentado es que cuando dejas a un lado tu incredulidad durante el tiempo suficiente para entender que es posible la levitación, la manifestación instantánea o hablar con los ángeles, se abre ante ti todo un mundo de posibilidades.

No solo practico y utilizo la medicina ayurvédica, sino también la medicina homeopática. El mayor de mis hijos, que de hecho es uno de mis mejores maestros para enseñarme la paciencia, me dijo con convicción el otro día que la homeopatía no era real sino solo un efecto placebo. «¿De verdad?», le respondí. Él mismo, durante su infancia, se curó de muchas afecciones con medicina homeopática. «Entonces —continué—, ¿quieres decirme que cuando la homeopatía se usa con bebés, niños pequeños y animales, tiene un efecto placebo? Ellos no pueden tener una reacción psicofísica a la homeopatía porque no son conscientes».

Mi querido hijo es una representación individual del conjunto de la sociedad. Hemos abandonado la intuición y el conocimiento de los dones de la tierra en favor de los fríos datos científicos. Si no está probado, no lo creemos. Sin embargo, es muy poco lo que conocemos científicamente. En este inmenso universo, apenas hemos arañado la superficie.

¿Qué puedes hacer viviendo en esta sociedad con la consciencia del séptimo chakra? La respuesta es solo ser quien eres. Una vez que alcanzas la consciencia del séptimo chakra, no necesitas probar ni defender quién eres. Tu conocimiento trasciende cualquier deseo de convencer o persuadir a los demás. Tu luz es suficiente para sanar a otros y atraerlos hasta ti. ¿Y qué hay de los que no están listos? Los tratas con amor y comprensión, sabes en qué momento de su viaje se encuentran y de manera natural eres consciente de que el mundo es perfecto tal y como es.

VIVIR DESDE EL CHAKRA SAHASWARA

Muy pocos viven en el séptimo estado de conciencia a diario, ya que hacerlo requiere trascender el ego. Algunos de los que lo han logrado son Jesús, san Francisco de Asís, la madre Teresa, Mahatma Gandhi y Nelson Mandela. También incluyo a Amma, una santa de nuestros días con la que he tenido el placer de reunirme en tres ocasiones y a la que mencioné en el capítulo sobre el chakra Anahata.

Mi experiencia con Amma refleja lo que sucede al estar en la presencia de alguien que vive en el estado más elevado de consciencia. Hace dos años estaba esperando a que me diera un abrazo. Para obtener un abrazo de Amma, tienes que ir por la mañana temprano y conseguir un número. Luego esperas tu turno para hacer cola. Cuando llega el momento, entras en una cola que te lleva a tomar asiento en una hilera de sillas y vas avanzando en esa hilera hasta llegar a ella. Yo me encontraba a unos cuarenta y cinco metros del estrado en el que ella estaba sentada y sentí una energía que nunca antes había experimentado. Apenas se oía un ruido en la sala, solo el rumor bajo de algunas conversaciones. De fondo sonaba un CD de música espiritual, por eso sabía que las vibraciones no provenían de la música. A esa distancia de ella, mi silla vibraba. Sentía como si estuviera entrando en un campo diferente de energía. Para ser sincera, fue la sensación más extraña que he tenido en mi vida. A partir de ese momento en adelante, conforme me acercaba al estrado, permanecí en esa frecuencia vibratoria, que solo creció en intensidad.

En otra ocasión en la que recibí un abrazo de Amma tuve una experiencia fuerte pero diferente. No sentí las vibraciones, pero cuando me acerqué al estrado y esperé mi abrazo con solo un par de personas por delante de mí, comencé de pronto a llorar. No era un llanto normal sino sollozos. Antes de ese momento no había sentido nada en particular. No estaba ni triste, ni feliz, ni tampoco estresada. No pensaba en nada en especial. Tan solo empecé a llorar. Un buen amigo, que había pasado tiempo en el ashram de Amma en la India, me explicó que cuando estás en presencia de un ser que vive en la consciencia del séptimo chakra, tu energía se despeja con solo estar cerca de él. El llanto era una liberación, un desprenderse de energía negativa, y se produjo una sanación.

El poder de la curación es otra capacidad que comparten quienes viven en la consciencia del séptimo chakra. Todos los que viven en la energía de Sahaswara tienen el poder de curar. La luz emana de sus cuerpos y a menudo la gente se cura con solo estar en su presencia. Muchas historias de las Escrituras cristianas describen cómo Jesús curaba a los enfermos, pero una historia en particular habla de una mujer que tenía un trastorno hemorrágico. Intuitivamente sabía que si tan solo consiguiera tocar el manto de Jesús, se sanaría. Y efectivamente, cuando lo hizo, se curó.

RECONOCER LOS DESEQUILIBRIOS DEL SÉPTIMO CHAKRA

Los desequilibrios del séptimo chakra pueden llevar a fuertes limitaciones. Recuerda que cada chakra tiene sus aspectos positivos y negativos y el chakra superior no es diferente. Aunque eres un ser ilimitado, en esta vida estás atado a tu cuerpo físico y a la experiencia humana. Y en cada etapa del crecimiento espiritual puedes sufrir reveses.

Un revés del crecimiento en el séptimo chakra es el elitismo espiritual. Quizá estés familiarizado con las historias de las Escrituras cristianas en las que los rabinos y la élite religiosa desafían a Jesús acerca de su conocimiento de la Biblia hebraica y la doctrina judía. Tratan de confundirlo de todas las formas posibles. Esto es una muestra de elitismo espiritual, cuando alguien acumula tanto conocimiento sobre la espiritualidad o la religión que se considera superior a todos los demás. De hecho, quienes poseen este falso sentido de superioridad a menudo actúan como si fueran Dios. Al parecer, por desgracia esto sucede con mucha frecuencia en las organizaciones religiosas. En realidad, la conciencia espiritual y la conexión tienen mucho menos que ver con el conocimiento que con la experiencia real. Cuando sientes a Dios, ya nadie puede quitarte eso. Tu conocimiento y tu realidad son auténticos. Puedes ser analfabeto y aun así tener un despertar del séptimo chakra.

Por favor, no te tomes estas palabras como un ataque a la religión. No tengo nada en contra de la religión organizada. Por el contrario, la religión proporciona una senda para los estados más elevados de consciencia y la conexión espiritual. Solo se vuelve peligrosa cuando afirma que ocupa el lugar de Dios.

ACEPTAR LOS DONES DEL SÉPTIMO CHAKRA

Son numerosos los dones del séptimo chakra y la mayoría nos pasamos la vida tratando de alcanzarlos. Imagina vivir con una paz y una dicha absolutas. En este espacio, estás libre de preocupaciones, ansiedad y tristeza. Pasas por la vida aceptando por completo el momento presente sin preocuparte por el futuro. Vives en un estado constante de gratitud, ilusión y asombro. Eres un instrumento del amor incondicional.

La literatura espiritual nos proporciona una hoja de ruta para adquirir estos dones. En las Escrituras cristianas, por ejemplo el libro de Mateo, en los capítulos del cinco al siete, y el libro de Juan, en los capítulos del catorce al dieciséis, se habla de todos estos dones espirituales y de cómo alcanzarlos. Los *Yoga Sutras* de Patanjali y la sabiduría del *Bhagavad Gita* también pueden llevarte a un lugar de paz y entrega. Otras escrituras que allanan el camino hacia la iluminación son el *Tao Te Ching* del taoísmo y los textos sagrados del budismo. Todos estos textos nos ofrecen una fórmula detallada para alcanzar los dones del séptimo chakra. Oh, qué estúpidos somos los que no nos tomamos en serio estos dones.

Piensa en la preocupación, por ejemplo. ¿Cuánto tiempo desperdicias cada día preocupándote? Quizá te preocupes por cosas que no puedes controlar como el tiempo, el estado del mundo o la forma de actuar de la gente a tu alrededor. Luego seguramente pasas tiempo preocupándote por aquello que está bajo tu control pero cuyo resultado no puedes controlar. Por ejemplo, conozco a personas que se pasan la vida preocupadas por perder su trabajo. Puedes controlar llegar a tiempo al trabajo, hacer un trabajo extraordinario y trabajar bien en equipo. Sin embargo, no está en tus manos controlar los posibles resultados de tu empresa, que necesita reducir su plantilla. Cuando las cosas no marchan tal y como esperabas, te preocupas. Cuando todo va bien, te preocupa que la situación empeore. Resumiendo, la preocupación te roba la vida y la alegría.

Sin embargo, todos los maestros espirituales y toda la literatura espiritual nos advierten contra la preocupación. El ministerio del mismo Jesús duró tres años y solo contamos con una cantidad limitada de enseñanzas directas en sus propias palabras, gracias a los evangelios. Así que sabemos que si Jesús enseñaba algo y lo repetía más de una vez, debía de tratarse de algo muy importante. En el libro de Mateo, capítulo seis,[1] Jesús dedica como mínimo diez versículos a explicarnos por qué no debemos preocuparnos. En el versículo veinticinco dice: «Por eso os digo que no os preocupéis por la vida cotidiana» y en el versículo treinta y cuatro concluye con: «No os preocupéis por el mañana, porque el mañana traerá su propio afán. Bástele a cada día sus propios problemas».

Otros maestros espirituales hablan de vivir en el momento presente. El yoga y la meditación nos enseñan a ser conscientes del momento presente. La preocupación consiste en vivir en el pasado o en el futuro, pero no en el presente. La preocupación es un ladrón que viene a robarte tu alegría y tu paz. Del mismo modo en que nunca le darías la bienvenida a un ladrón a tu casa para que te robara, ¿por qué ibas a dársela a la preocupación cuando se presenta en tu mente? Para cuando despiertes al séptimo chakra, tu comprensión de la unidad con la conciencia universal ni siquiera te permitirá albergar emociones como la preocupación. Porque si eres uno con el universo, no hay carencia y por lo tanto nada por lo que preocuparse. Pero espero que mi ejemplo te sirva para hacerte una idea de donde estás hoy en comparación con donde te gustaría estar. Y cuando necesites un recordatorio, siempre podrás contar con la orientación de la literatura espiritual para encontrar el camino a la paz del séptimo chakra.

LA CURACIÓN DEL CHAKRA SAHASWARA

AFIRMACIÓN DIARIA
Soy uno con lo divino.

LA CURACIÓN DEL CUERPO FÍSICO

Aparte de la práctica de la meditación, de la que te hablé en relación con el sexto chakra, las mejores formas de lograr entrar en la séptima zona de los chakras son la práctica del silencio, la lectura espiritual, la literatura edificante y pasar tiempo en la naturaleza. A veces nos conectamos espontáneamente con lo divino cuando menos lo esperamos, pero la mayor parte del tiempo esta conexión se produce al realizar un esfuerzo consciente para crear un entorno en el que pueda darse. Es por eso por lo que solemos sentirnos conectados a lo divino cuando vamos a una iglesia o a una sinagoga pero luego durante el resto de la semana nos sentimos desconectados. Como has visto, el camino hacia la espiritualidad requiere esfuerzo.

Aquello en lo que te centras se expande mientras que aquello a lo que no prestas atención disminuye. Por ejemplo, con frecuencia si tu enfoque está en tu trabajo, tu vida familiar sufre. Cuando estás centrado en tus relaciones, tu trabajo puede resentirse. Lo mismo puede aplicarse a tu vida espiritual: cuando pongas tu foco en ella aumentará tu conexión con la voluntad divina, mientras que otras áreas menos importantes pasarán a un segundo plano.

El otro día iba en el coche con mi hijo de veintidós años, que al cabo de aproximadamente un cuarto de hora encendió la radio y me dijo: «No me gusta nada que conduzcas en silencio. ¿Qué te pasa? Me pone nervioso». Ni siquiera me había dado cuenta. Me encanta el silencio. Llevo años practicando hacer todo lo que hago en silencio. Dejo la radio y la televisión apagadas casi todo el tiempo. Aunque me encanta la música, últimamente apenas la escucho. Disfruto el silencio. Me encanta escuchar los ruidos del entorno: los pájaros, los grillos y hasta los coches que pasan. El silencio es un regalo enorme y creo que realmente es la auténtica voz de Dios. Cuando llegas al nivel de consciencia del séptimo chakra, ya no tienes miedo a tu mente ni a tus pensamientos. He observado que el miedo al silencio es el miedo a la propia mente. Tu mente es tu amiga, no tu enemiga. Cuanto más lo creas, más podrás sentarte en silencio y no solo estar cómodo con él sino incluso anhelarlo.

Dedica un tiempo a la lectura de la literatura espiritual, ya se trate de poesía o escrituras. Rodéate de naturaleza siempre que puedas para disfrutar de todo lo que te conecta al latido del universo.

Asanas de yoga y ejercicios de *pranayama* para curar el séptimo chakra

Prueba estas técnicas de respiración y estas asanas para ayudarte a abrir y alinear el chakra Sahaswara.

Puedes ver un vídeo demostrativo
de estos ejercicios en
www.youtube.com/c/MichelleFondinAuthor.
Haz clic en la lista de reproducción y selecciona
Chakra Healing Asanas & Pranayamas.
Desliza el cursor por la lista hasta
encontrar lo que buscas.

Respiración del cráneo brillante[*] – ***Kapalabhati***: kapalabhati se hace inspirando pasivamente y espirando con fuerza, en ambos casos por la nariz. Al espirar de esta manera se contraen los músculos abdominales inferiores, así que, tras practicar esta técnica de respiración, puede que te sientas como si hubieras hecho muchos abdominales.

Siéntate con la columna erguida y cierra los ojos. Inspira profundamente a través de la nariz y luego espira por completo. Inspira pasivamente por la nariz y luego espira con fuerza. Continúa con este patrón durante aproximadamente un minuto. Cuando termines, inspira profundamente y a continuación espira por completo.

Flexión anterior del gran ángulo – *Prasarita Padottanasana*: para esta postura, ponte de pie en una esterilla de yoga y ten un par de bloques de yoga o una silla delante de ti. De pie con los pies separados a la distancia de una pierna y los dedos apuntando hacia delante, levanta el torso estirándolo e inclínate hacia delante desde las caderas, llevando las manos al suelo. Si te cuesta acercar la cabeza al suelo, separa un poco más los pies. Dobla los codos y lleva la coronilla hacia el suelo. Para ayudarte puedes colocar la cabeza encima de los bloques de yoga o en el asiento de la silla. Mantén la flexión anterior durante un mínimo de cinco respiraciones. Para subir,

---

[*] N. del T.: se la conoce también como respiración de fuego o respiración purificadora.

dobla las rodillas y ve enderezándote con suavidad hasta ponerte de pie.

Postura del pez – *Matsyasana*: tumbado en la esterilla, dobla ambas rodillas con los pies pegados firmemente al suelo. Levanta las caderas, lleva los brazos por debajo de las nalgas con las palmas presionando en el suelo y baja las caderas hasta la esterilla para sentarte sobre las manos. Estira las piernas en el suelo y junta los pies para que los dedos gordos se toquen. Empuja hacia abajo con los codos y los antebrazos y levanta el pecho y la cabeza. Inclina la cabeza hacia atrás y apoya la coronilla en el suelo. Mantén la postura durante cinco respiraciones. Para salir de ella, empuja hacia abajo con los codos y levanta la cabeza del suelo. Lleva la cabeza hacia abajo con suavidad alineándola con la columna vertebral y suelta los brazos. Como contrapostura, haz *Savasana*, o la postura de relajación, durante cinco respiraciones uniformes y lentas antes de pasar a la siguiente asana.

Postura del trípode – *Salamba Sirsasana* (esta postura es solo para estudiantes avanzados de yoga): si es la primera vez que la haces, es conveniente que uses una pared como apoyo. Lleva la esterilla a la pared. Comienza la postura poniéndote a gatas a unos cinco centímetros de la pared. Baja los codos y entrelaza las manos delante de ti. Las manos entrelazadas y los codos doblados formarán un triángulo. Asegúrate de tener los codos justo debajo de los hombros. Tira para atrás de los hombros y los omóplatos hacia la columna vertebral para tener un apoyo fuerte. Abre las palmas de las manos entrelazadas y alza los pulgares. Estás haciendo un hueco para la cabeza.

Coloca la parte superior de la cabeza en el suelo, con la parte posterior en las manos ahuecadas. Levanta la pelvis en el aire hasta quedar de puntillas, como en la postura del delfín. Tu cuerpo parecerá una letra V invertida. Camina para acercar los pies a los codos. Cuando estés listo, alza las piernas hacia arriba y hacia la pared. Puede que prefieras hacerlo primero con una sola pierna y a continuación la otra. Puedes apoyar las piernas en la pared y luego reajustar tu postura para mantenerla. Permanece en ella hasta tres minutos. Mientras la haces, la coronilla apenas tocará el suelo. Para descender, baja suavemente una pierna y después la otra. Adopta la postura del niño (*Balasana*) como contrapostura: baja las caderas hasta el suelo y luego extiende el torso hacia delante, y deja que descanse entre los muslos, con la frente en el suelo.

LA CURACIÓN DEL CUERPO EMOCIONAL Y ENERGÉTICO

Para cuando llegas al séptimo chakra, has trabajado los bloqueos de tu cuerpo emocional y te has vuelto consciente de tus sombras. A través de la práctica de la meditación experimentarás cada vez con mayor frecuencia estados cumbre y momentos de felicidad.

Los estados cumbre

Lo más probable es que hayas tenido momentos en tu vida en los que todo parecía perfecto. Eran momentos en los que te comías el mundo. La vida fluía y sabías que nada podía salir mal. Quizá ocurrieron cuando estabas cuidando tu bebé, haciendo el amor o trabajando en un proyecto que te apasionaba. Tal vez solo estabas paseando por el campo o contemplando una puesta de sol y el tiempo se detuvo mientras te invadía una sensación de asombro y éxtasis.

Los estados cumbre se producen cuando trasciendes el espacio y el tiempo. Al principio estos momentos parecen surgir de la nada. Son increíblemente perfectos y no quieres que se acaben nunca. Pero cuando tratas de retenerlos o hacer que vuelvan a ocurrir, no surgen cuando tú quieres. Por ejemplo, estás haciendo senderismo y experimentas una sensación maravillosa de conexión; se lo cuentas a una amiga y le pides que te acompañe la próxima vez. Sin embargo, en esa ocasión ya no es tan mágica y te sientes decepcionado porque querías que experimentara la misma sensación que tuviste. Esto es lo que suele suceder con los estados cumbre. Se producen cuando te fundes en la unidad por medio de la entrega, pero no puedes reproducirlos a voluntad. No obstante, cuanto más practiques la meditación y aceptes los dones espirituales del séptimo chakra, más fácil te resultará experimentarlos.

La dicha

Mi definición de dicha es un estado cumbre continuo. Cuando te encuentras en ese estado, te sientes feliz. Sin embargo, debido a la agitación mental, en el momento en que te vuelves consciente de la dicha que estás sintiendo, tu mente interviene dándote toda una serie de razones por las que no deberías sentirla y desaparece el estado de apogeo. Esa mente tuya (y mía) tan fastidiosa puede ser una auténtica aguafiestas. La dicha no es lo mismo que la felicidad. La felicidad es un estado transitorio que depende de factores externos como personas, lugares o cosas. Por el contrario, la dicha surge de tu interior, aparece cuando entras una y otra vez en ti a través de la meditación y con el tiempo descubres que puedes sentirla durante periodos prolongados. Una vez que alcanzas la dicha, ya no te la pueden quitar. Tu dicha surge de la unidad con Dios y el amor incondicional divino.

 LA CURACIÓN DEL CUERPO ESPIRITUAL

Yogastah, kuru karmani.
Establécete en el ser y actúa.
Bhagavad Gita 2: 48

Establecerse en el ser

La mayoría de la gente busca durante toda su vida una conexión espiritual sólida sin llegar a conseguirla nunca. ¿Recuerdas la letra de la canción *Looking for love in all the wrong places?** Son muchos los que buscan la iluminación en el sitio menos adecuado: los objetos materiales, las experiencias, otras personas... Están buscando constantemente respuestas en el mundo exterior, cuando esas respuestas se encuentran dentro de ellos.

Cuando por fin entiendas que tu conexión espiritual está aquí —que nunca te dejó y que puedes sentirla ahora mismo—, es posible que sientas la necesidad de experimentarla a todas horas. Sería muy fácil caer en la tentación de querer permanecer siempre en un estado de dicha y alegría. Así que harías yoga cinco días a la semana, te pasarías horas meditando diariamente y asistirías a todas las reuniones espirituales que pudieras por miedo a que se cortara esa conexión. Como antigua propietaria de un estudio de yoga, he visto a los estudiantes de yoga perseguir la dicha de la misma manera

---

* N. del T.: *Buscar el amor en los lugares equivocados.* Se refiere a la cancion *Looking For Love* del cantante de música *country* Johnny Lee.

que podrían perseguir la sensación de bienestar que te provoca el alcohol. La necesitan y sienten la «necesidad de sentirla».

La verdadera paz viene del despertar del séptimo chakra, que te hace comprender que no necesitas buscar algo que está siempre presente. Tu paz, tu alegría y tu felicidad están ahí cuando te despiertas, desayunas, lavas los platos, vistes a tus hijos, vas de compras al supermercado, conduces y haces infinidad de cosas más conforme transcurre el día.

En el texto espiritual hindú *Bhagavad Gita*, que significa 'el canto del Señor', el guerrero Arjuna tiene una conversación con su auriga, Krishna, que es una encarnación de Dios. Arjuna está muy preocupado y el miedo le impide cumplir con su deber. Krishna lo ayuda a entender que siempre que esté conectado con Dios puede dejarse llevar y actuar. Esto surge de la comprensión de que no es él, Arjuna, quien controla lo que va a suceder, sino Dios.

Cuando eres consciente de que estás unido a Dios, tus acciones, sea cual sea el resultado, son guiadas de forma divina. Pero tienes que soltar el miedo y meterte de lleno en tus actividades cotidianas. B. K. S. Iyengar, uno de los más grandes yoguis de nuestros tiempos, era padre de familia. Tenía esposa e hijos. Iyengar nos explica que la iluminación es ser fiel a tus deberes como marido, padre y cabeza de familia. Como ser iluminado no le sirves de nada al mundo quedándote escondido en una cueva o en una habitación cerrada, viviendo solo y meditando el día entero. Parte de vivir una vida iluminada consiste en salir, en establecerte en el ser (es decir, estar conectado a Dios y a tu yo superior) y vivir de verdad.

Eso hicieron los grandes sabios y santos de todos los tiempos, de los que hemos aprendido. Por ejemplo, Jesús de Nazaret pasó tres años de su vida, que concluyen con su muerte, enfrentándose a todo tipo de adversidades. No dijo: «Me quedaré aquí a rezarle a mi Padre y a meditar. Apóstoles, salid y predicad por mí». Salió y curó a los enfermos, les habló de Dios a quienes lo tomaban no solo por loco sino por impostor e inspiró a miles de personas con sus palabras mientras otras tramaban un complot para asesinarlo. ¡Eso sí que es actuar!

Otro aspecto de vivir establecido en el ser es la autenticidad, en otras palabras, ser tú mismo. Tú no eres Mahatma Gandhi ni la madre Teresa, ni podrías serlo por más que lo intentaras.

Aun estando iluminado, sigues siendo tú. Tienes tu personalidad, tus dones y talentos únicos y tus defectos. Muchos buscadores espirituales tratan de ser justos como los maestros que admiran. Pero, por supuesto, cuando tratan de ser quienes no son, no llegan a la altura. Terminan llevando una máscara y volviéndose falsos. Como profesora de yoga y meditación, me encuentro con todo tipo de gente. Algunos, en los círculos de la

Nueva Era, tratan de ser seres espirituales perfectos. Tienen su propio idioma, siempre hablando sobre los chakras y pronunciando palabras en sánscrito. Eso en sí no tiene nada de malo, pero puede impregnarse de un aire de falsedad. He visto también lo mismo en los círculos cristianos. El simple hecho de entender las verdades espirituales no significa que debas actuar de una determinada manera ni usar un vocabulario diferente. De hecho, cuando realmente entiendes las verdades espirituales, pisas todavía más la tierra. Tienes más presente lo que significa ser humano. Puedes relacionarte mejor con esa humanidad. Cuando realizas una acción, eres un canal para la labor de Dios.

Cocrear con Dios

Los milagros ocurren en el nivel de consciencia del séptimo chakra cuando dentro de tu ser te sabes cocreador con Dios. Cuando te estableces en el ser, buscas hacer la voluntad de Dios en todas las cosas. Por lo tanto, tus deseos se convierten en los deseos de Dios. Y así te transformas en un poderoso manifestador y experimentas cómo se cumplen espontáneamente los deseos. Aquello en lo que pones tu atención se vuelve real en forma material. Día a día vives una existencia mágica. Las dificultades que experimentas no son en absoluto dificultades, son solo la manera en que Dios vuelve a dirigirte al camino que ha elegido para ti. Ves la belleza en todo y a través de todo. Las oportunidades te esperan a cada paso. Tu mantra diario pasa de «¿qué puedo conseguir?» a «¿cómo puedo ayudar?, ¿cómo puedo hacer tu voluntad, Dios?». Cuando vives plenamente conforme a tu propósito de vida, tus necesidades son atendidas automáticamente y la dicha se convierte en tu estado permanente.

MEDITACIÓN GUIADA SAHASWARA

Siéntate o recuéstate cómodamente y cierra los ojos. Inspira llenando totalmente la parte inferior del abdomen y espira todo el aire. Repite siete veces la respiración completa para sentir la energía de cada chakra elevándose hacia el séptimo. Ahora presta atención a la parte superior de la cabeza, el chakra de la coronilla. Imagina que allí se encuentra una hermosa flor de loto violeta de mil pétalos y que te brinda su sabiduría. A continuación, imagina cómo una inmensa luz blanca cae sobre ti desde el cielo, entra por tu coronilla e impregna todo tu cuerpo. Observa cómo la luz blanca va bañando todas tus células. Los límites de tu cuerpo físico desaparecen conforme la luz llena cada uno de sus huecos y espacios. Es tan brillante e intensa que sientes cómo se irradia de dentro hacia fuera.

Hasta con los ojos cerrados puedes sentir y ver la luz irradiando desde los dedos de los pies, desde los brazos y las piernas, y luego desde el resto del cuerpo. Sientes la rápida vibración de la luz que late a través de ti. Quizá incluso sientas cómo se balancea tu cuerpo, no te preocupes.

Déjate llevar por él mientras sientes esta poderosa fuerza de la luz.

Ahora piensa en cualquiera de los maestros ascendidos con el que te sientas identificado. Los maestros ascendidos son aquellos seres divinos que caminaron por la Tierra y se volvieron grandes maestros espirituales. Puedes invocar a Jesús, Moisés, la Virgen María, el profeta Mahoma, Paramahansa Yogananda, la madre Teresa, Siddharta Gautama Buda o cualquier otro maestro ascendido que te inspire. Invoca a los grandes líderes espirituales y pídeles que te guíen hacia la luz más elevada y el amor de Dios. Pídeles que te muestren el camino a la frecuencia vibratoria superior de la consciencia del séptimo chakra. Ahora escucha cualquier mensaje que puedan tener para ti. Estos mensajes aparecerán como un pensamiento repentino, una intuición o una corazonada. Siéntate en la serena presencia de estos maestros divinos. Cuando hayas terminado, agradéceles su paz y su orientación.

Siente la esencia de estar fusionado con el Uno. De ser ilimitado. De estar entero. De ser uno con lo Divino. Eres infinita perfección e infinita inteligencia. Ahora sabes que todos los pensamientos de limitación son un espejismo. Cuando salgas de esta meditación, seguirás recordando. Seguirás sintiéndote conectado. Seguirás establecido en el ser.

Descansa en este estado de perfección todo el tiempo que desees. Cuando sea el momento de volver a la actividad, concluye tu meditación cantando OM siete veces.

La curación del cuerpo energético con gemas y colores

Los colores del chakra Sahaswara son el violeta y el blanco. Vestir estos colores y rodearte de ellos te ayudará a recordar la energía del séptimo chakra.

Dos piedras preciosas para el séptimo chakra son la amatista y el diamante.

IDEAS QUE CONSIDERAR PARA TOMAR CONSCIENCIA DEL SÉPTIMO CHAKRA

1. Acepto plena y abiertamente todos los dones espirituales que hoy me son ofrecidos.
2. Me sumerjo por completo en la consciencia del momento presente.
3. Tengo presente a los grandes maestros espirituales que siguen influyendo en mi vida y les pido que se queden conmigo durante todo el día.
4. Soy uno con lo divino. Permanezco en el estado de perfección infinita.

CONCLUSIÓN

Sácale el máximo partido a tu poder curativo

En tu viaje de curación de los chakras, recuerda tener fe en que puedes curarte. Tu cuerpo es una asombrosa máquina de curación que está diseñada para una salud perfecta. Sin embargo, te has criado en una familia, un sistema social y una sociedad con ciertas creencias sobre la salud y la curación, entre ellas el escepticismo acerca de las modalidades no tradicionales. Es probable que de manera inconsciente hayas adoptado pensamientos limitadores acerca de lo que es posible y no es fácil superar este tipo de condicionamiento social. Quizá puedas entender y sentir las posibilidades de la energía de curación; sin embargo, a veces vivir en este mundo de incredulidad afecta mucho a la libertad que acabas de conseguir. La solución es sencillamente seguir practicando.

En la curación de los chakras, como en cualquier otra actividad que quieras llegar a dominar, es necesaria la práctica. Practica el adoptar estos principios. Relee a fondo cada capítulo. Puede que necesites asistir a algún programa de entrenamiento para cambiar gradualmente tu mentalidad. Como mencioné al principio del libro, puedes emplear siete días para curar tus chakras, dedicándote un día a cada uno de ellos. O puedes dedicarte a un chakra durante una semana o un mes. Cada vez que repitas los ejercicios para un determinado chakra, ahondarás en tu curación y comprensión. El despertar gradual se llevará a cabo conforme vas descubriendo las capas de tu existencia.

Sé paciente con tu proceso curativo

Recuerda cuánto tiempo has tardado en alcanzar este punto en tu trayectoria vital. Puede que hayas pasado veinte, treinta, cuarenta, cincuenta o más años pensando y comportándote de cierta manera. La enfermedad no surgió de la noche a la mañana. Los desequilibrios se crean con el paso del tiempo. Por lo tanto, lleva tiempo curarlos. Además, ten en cuenta que la sensación de bienestar suele preceder a la mejoría de los síntomas físicos. ¿Alguna vez cuando tenías un resfriado o una gripe comenzaste a sentirte mejor mentalmente y notaste que, aunque siguieras moqueando, tu cuerpo estaba comenzando a sanar? Eso es porque la materia física necesita tiempo para adaptarse a los cambios.

Mantén el rumbo y aunque no puedas ver nada en el mundo físico, ten presente que en ti se están produciendo cambios.

Se paciente con los demás

Una vez que empieces a ver la vida con una mayor amplitud de miras, quizá notes que algunas de las personas más allegadas a ti no están en la senda espiritual. Darte cuenta de esto no solo es penoso sino que puede ser verdaderamente frustrante. En momentos así es importante recordar que cada uno tiene su propio camino y propósito en la vida. Es contraproducente tratar de sacar a un ser querido de su senda y arrastrarlo a la tuya. La mejor manera de ayudar a los demás es enseñarles con tu ejemplo. Cuando tengas más paz, compasión y amor, atraerás a otros a tu senda. Aunque tu cónyuge, tu mejor amigo o tu hijo no te acompañen en tu camino, la relación cambiará porque habrás llegado a estados más elevados de conciencia.

Adopta una vida sana

Las prácticas esbozadas y sugeridas en este libro son para que las adoptes durante toda la vida. Puede que en algún momento adoptaras una nueva práctica como el yoga, la meditación, la alimentación saludable o el ejercicio y comenzaras a ver resultados.

Pero por alguna razón, la dejaste, volviste a los viejos hábitos y comenzaste a sentirte mal otra vez. Para vivir con salud durante toda la vida has de permitirte el tiempo suficiente no solo para sentirte de maravilla sino también para adoptar cada una de estas prácticas y conseguir que se convierta en un hábito.

Cuando comencé mi práctica de meditación en noviembre de 2007, meditaba todos los días. Seguí haciéndolo de manera constante durante meses. Entrené mi cerebro, mi mente y mi cuerpo para esperar la meditación y necesitarla. Después de unos meses mi cuerpo comenzó a anhelar la meditación. Si no la hacía, me sentía fatal. Es bueno que tu cuerpo tenga este tipo de respuesta. Te conviene acostumbrarlo a numerosas prácticas beneficiosas y saludables de manera que cuando no las realice, las anhele. Entonces y solo entonces sabrás que has hecho cambios permanentes y duraderos.

Estoy contigo

Estoy contigo en tu viaje de sanación y también lo están todos los que han aceptado esta senda curativa. Puedes cargarte de nuestra energía cuando te sientas débil o creas que algo no está funcionando. Al meditar nos reunimos en el campo infinito. Nuestra energía se extiende hacia ti. Permanece abierto a recibir. Mantente fuerte, flexible y arraigado. Tu luz es necesaria para que podamos alcanzar la masa crítica y elevar la conciencia del mundo. Amor y luz para ti siempre. *Om Shanti, Shanti, Shanti.*

Namasté.

AGRADECIMIENTOS

Mi sentido agradecimiento a Georgia Hughes, directora editorial de New World Library. Te arriesgaste mucho al confiar en una autora *indie* tras conocerme en Book Expo America en 2014 y ahora vamos por nuestro segundo libro juntas. Gracias por creer en mí.

Muchísimas gracias a Kristen Cashman y Emily Wichland por la paciencia y la delicadeza con la que han editado mi obra.

Gracias a las publicistas de New World Library Kim Corbin, Monique Muhlenkamp y Tristy Taylor por conseguirme maravillosas entrevistas, críticas y reseñas de prensa.

Un aplauso enorme para Danielle Galat, gerente de derechos internacionales. Lo hicimos con *La rueda medicinal del ayurveda* (cinco idiomas y los que están por venir) y brindo por conseguir incluso más traducciones esta vez.

Y por último, gracias a Marc Allen por fundar y dirigir esta magnífica empresa editorial. Es difícil para una autora nueva conocer todo el trabajo que implica publicar un solo título y New World Library lo hace estupendamente.

GLOSARIO DE TÉRMINOS SÁNSCRITOS

Abhyanga: masaje diario de aceite.

Agni: fuego; en ayurveda, el fuego digestivo.

Ajna: el sexto chakra; *Ajna* se traduce como 'percibir o mandar' o 'más allá de la sabiduría'.

Akasha: espacio o éter.

Ama: un residuo tóxico causado por alimentos, experiencias y emociones no digeridos. El término se traduce como 'toxinas en el cuerpo y la mente'.

Anahata: el cuarto chakra; *Anahata* se traduce como 'intacto' o 'sin daño'.

Artha: riqueza, ganancia o prosperidad materiales. Una de las cuatro metas en la vida que se conocen, en la moralidad védica, como los *purusharthas*.

Asana: posturas físicas; la tercera rama del yoga.

Ayurveda: la ciencia de la vida; el nombre deriva de los términos en sánscrito *ayus*, que significa 'vida', y *veda*, que significa 'ciencia o conocimiento'.

Bandha: palabra que significa 'bloquear o contraer'; en hatha yoga, se traduce como 'cerraduras del cuerpo'.

Bija: semilla; o la sílaba semilla contenida dentro de un mantra.

Bramacharya: celibato o abstinencia sexual; el cuarto yama de los *Yoga Sutras* de Patanjali

Chakras: los centros de energía del cuerpo. Hay siete chakras principales desde la base de la columna vertebral hasta la coronilla.

Dharana: atención unilateral o concentrada en algo interno o externo; la sexta rama del yoga.

Dharma: el propósito de una persona en la vida.

Dhyana: meditación; la séptima rama del yoga.

Dirgha: también llamada respiración en tres partes o completa, un ejercicio respiratorio de yoga que entrena el cuerpo para respirar con el diafragma.

Dosha: los tres principios psicofisiológicos principales del cuerpo (Vata, Pitta, Kapha), que determinan la constitución cuerpo-mente individual.

Drishti: ver o mirar; en relación con el yoga, significa 'punto de enfoque'.

Ghee: mantequilla clarificada.

Gunas: las tres fuerzas o cualidades fundamentales de la naturaleza: *sattva*, *rajas* y *tamas*.

Guru darshana: cuando un devoto es bendecido con la sagrada visión de un maestro iluminado (gurú).

Ida nadi: el canal sutil izquierdo, que es de naturaleza femenina y lunar.

Jala: agua.

Kapha: uno de los tres doshas; combina los elementos agua y tierra. Es responsable de la estructura corporal.

Karma: acción o acto. Es también el principio de causalidad, en el que la intención de una persona al realizar una acción en el presente equivale a un determinado resultado en el futuro.

Kundalini: energía femenina divina que yace latente en la base de la columna vertebral.

Kundalini Shakti: el despertar de la Kundalini a medida que se desenrosca y emprende su camino a la columna vertebral hacia la energía (masculina) de Shiva.

Mahabhutas: los grandes elementos; el espacio, el aire, el fuego, el agua y la tierra.

Manipura: el tercer chakra; *Manipura* se traduce como 'gema brillante'.

Mantra: derivado de dos palabras en sánscrito: *man*, que significa 'mente', y *tra*, que significa 'instrumento'. Este instrumento de la mente es un sonido o una serie de sonidos utilizados para conectar cuerpo, mente y espíritu.

Moksha: liberación o libertad.

Muladhara: el primer chakra; *Muladhara* se traduce como 'raíz' o 'apoyo'.

Nadi: un canal circulatorio sutil que atraviesa el cuerpo transportando energía e información. Los tres nadis principales son Ida, Pingala y Shushumna.

Nasya: un método para administrar aceite o aceite herbario a las fosas nasales. Es una de las cinco partes de *panchakarma*.

Niyamas: reglas o deberes internos; la segunda rama del yoga.

Ojas: sustancias químicas curativas del cuerpo que son subproductos de alimentos, emociones y experiencias adecuadamente digeridos.

Panchakarma: 'cinco acciones'; un programa de desintoxicación del cuerpo en la medicina ayurvédica.

Pingala nadi: el canal sutil correcto, que tiene una naturaleza masculina y solar.

Pitta: el dosha de ayurveda compuesto por los elementos fuego y agua.

Prakruti: materia física; también, la constitución biológica de un individuo, determinada en su concepción y compuesta de ciertas proporciones de los tres doshas: Vata, Pitta y Kapha.

Prana: energía de la vida o fuerza vital.

Prana Vata: uno de los cinco subdoshas de Vata en ayurveda; controla la inspiración, el consumo, la percepción y la ingesta del conocimiento.

Pranayama: técnicas yóguicas de respiración; la cuarta rama del yoga.

Pratyahara: retirada de los sentidos; la quinta rama del yoga.

Prithivi: el elemento tierra.

Purusha: el yo cósmico (alma), la conciencia cósmica, o el principio universal; energía universal ilimitada que aún no ha tomado forma en *prakruti*.

Rajas: actividad, energía, pasión, inquietud; una de las tres cualidades primarias de la naturaleza en la filosofía del yoga.

Rishis: antiguos sabios, o videntes, de la India

Sahaswara: el séptimo chakra; *Sahaswara* se traduce como 'loto de mil pétalos'.

Samadhi: un avanzado estado de meditación, marcado por la unicidad o la absorción del ser; la octava rama del yoga.

Sattva: pureza, una de las tres cualidades primarias de la naturaleza en la filosofía del yoga.

Shakti: energía, fuerza, movimiento o cambio; el principio femenino de la energía divina, especialmente en la mitología cuando se refiere a una deidad.

Shukra: lúcido, claro, brillante.

Shukra dhatu: en medicina ayurvédica, tejido reproductivo tanto en hombres como en mujeres.

Shushumna: el nadi central del cuerpo alineado a lo largo de la columna; se traduce como 'muy amable' o 'amable'.

Siddhi: poder sobrenatural; realización, logro.

Subdoshas: las cinco subdivisiones de cada uno de los tres doshas en ayurveda con estructuras fisiológicas en el cuerpo humano.

Surya Namaskar: saludos del sol, una serie de asanas de yoga que se coordinan con la respiración.

Svadhisthana: el segundo chakra; *Svadhisthana* se traduce como 'lugar de residencia del yo'.

Tamas: la inercia, el letargo, la oscuridad, o la torpeza, una de las tres cualidades primarias de la naturaleza en la filosofía del yoga.

Tanmantras: elementos sutiles. En ayurveda, se refiere a los cinco sentidos: oído, tacto, gusto, vista y olfato.

Tantra: un antiguo conjunto de textos esotéricos procedentes de la tradición hindú o budista que datan de los siglos VI a XIII de nuestra era; se traduce como 'tejer'.

Tejas: fuego.

Triphala: un remedio herbario rejuvenecedor de la medicina ayurvédica compuesto de tres hierbas: *amalaki*, *bibitaki* y *haritaki*.

Vata: compuesto por el espacio y el aire, uno de los tres doshas, o tipos de cuerpo-mente ayurvédicos.

Vayu: viento o aire.

Vishuddha: el quinto chakra; *Vishuddha* se traduce como 'pureza'.

Yamas: pautas morales, éticas y sociales para el yogui practicante; la primera rama del yoga, esbozada en el primero de los *Yoga Sutras* de Patanjali.

Yoga: derivado del término sánscrito *yuj*, que significa 'yugo' o 'unirse'. En el yoga, unimos nuestra mente, cuerpo, alma y espíritu.

***Yoga Sutras* de Patanjali**: los escritos filosóficos básicos del yoga, compilados alrededor del siglo IV de nuestra era, que contienen cuatro capítulos o libros separados en ciento noventa y seis sutras, o aforismos. Describe las ocho ramas del yoga: *yama*, *niyama*, asana, *pranayama*, *pratyahara*, *dharana*, *dhyana* y *samadhi*.

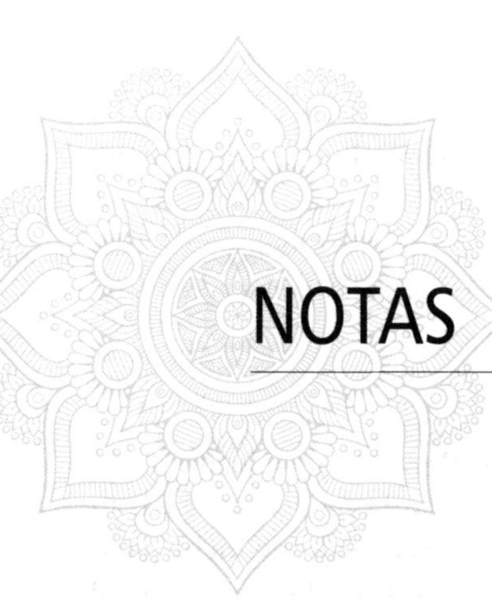# NOTAS

Introducción
1. Génesis 2: 7, nueva versión internacional.

1. El chakra raíz
1. Wayne W. Dyer, *The Awakened Life*, audio CD, Simon & Schuster Audio/Nightingale-Conant, 2006.
2. Mateo 6:27, Nueva Traducción Viviente (NTV).

2. El chakra sacro
1. Partnership to Fight Chronic Disease ('asociación para luchar contra las enfermedades crónicas'), «The Growing Crisis of Chronic Disease in the United States», https://www. fightchronicdisease.org/sites/default/files/docs/Growing-CrisisofChronicDiseaseintheUSfactsheet_81009.pdf, se accedió el 30 de noviembre de 2017.
2. Napoleon Hill, *Piense y hágase rico* (Ediciones Obelisco. 2012), capitulo XI: «Transmutación del Sexo».
3. *The Lancet: Harvard Health Publishing, Harvard Medical School*, «Uncovering the Link between Emotional Stress and Heart Disease», abril de 2017, https://www.health.harvard.edu/

heart-disease-overview/uncovering-the-link-between-emotional-stress-and-heart-disease.

4. Napoleon Hill, *Piense y hágase rico* (Ediciones Obelisco. 2012).

5. Anthony Robbins, *Get the Edge: A 7-Day Program to Transform Your Life*, 10-CD set, 2001.

4. El chakra del corazón

1. Centers for Disease Control and Prevention, «Health, United States 2016: With Chartbook on Long-Term Trends in Health», mayo de 2017, https://www.cdc.gov/nchs/data/hus/hus16.pdf#019. También, Centers for Disease Control and Prevention, «Leading Causes of Death», 17 de marzo de 2017, https://www.cdc.gov/nchs/fastats/leading-causes-of-death.htm.

2. Lucas 23: 34, Nueva Traducción Viviente (NTV).

3. Kimberly, Amadeo, «Hurricane Harvey Facts, Damage, and Costs», *The Balance*, 30 de septiembre de 2017, https://www.thebalance.com/hurricane-harvey-facts-damage-costs-4150087.

4. Kaya Yurieff, «Businesses Donate Over $157 Million to Harvey Relief Efforts», *CNN Money*, 3 de septiembre de 2017, http://money.cnn.com/2017/08/30/news/companies/hurricane-harvey-corporate-donations/index.html.

5. Angela Dewan, «Pope Warns against Walls ahead of US Election», *CNN*, 7 de noviembre de 2016, http://www.cnn.com/2016/11/06/europe/pope-walls-us-election-trump/index.html.

6. El chakra del tercer ojo

1. K. O. Paulose, «Agnya Chakra or Third Eye Chakra», 10 de mayo de 2010, http://drpaulose.com/general/agnya-chakra-or-third-eye-chakra.

2. «Chronic Diseases: The Leading Causes of Death and Disability in the United States», Centers for Disease Control and Prevention, https://www.cdc.gov/chronicdisease/overview/index.htm, se accedió el 1 de diciembre de 2017.

3. «Seasonal Affective Disorder Treatment: Choosing a Light Therapy Box», clínica Mayo, https://www.mayoclinic.org/diseases-conditions/seasonal-affective-disorder/in-depth/seasonal-affective-disorder-treatment/art-20048298?pg=2, se accedió el 1 de diciembre 2017.
4. Wayne W. Dyer, *Tus zonas sagradas* (Debolsillo, 2018).

7. El chakra de la coronilla
1. Mateo 6: 25 y Mateo 6: 34, Nueva Traducción Viviente (NTV).

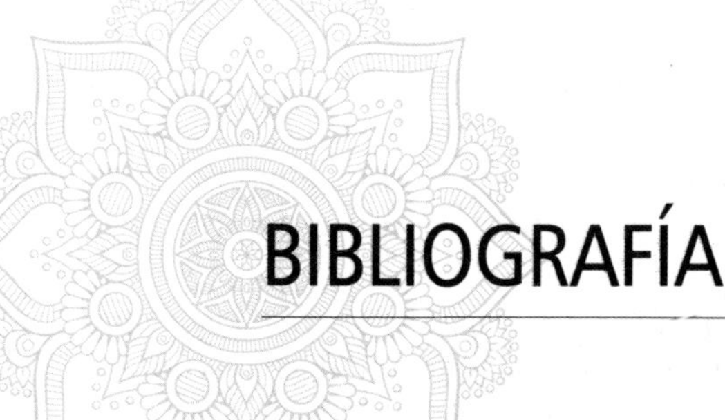

BIBLIOGRAFÍA

Bailey, James. «Discover the Ida and Pingala Nadis». *Yoga Journal*. 28 de agosto de 2007. http://www.yogajournal.com/yoga-101/balancing-act-2.

Burgin, Timothy. «The 3 Gunas of Nature». *Yoga Basics*. http://www.yogabasics.com/learn/the-3-gunas-of-nature/.

Burton, Neel. «These Are the Seven Types of Love: And How We Can Ignore the Most Available and Potentially Fulfilling Types». *Psychology Today*. 25 de junio de 2016. https://www.psychologytoday.com/blog/hide-and-seek/201606/these-are-the-7-types-love.

«Chronic Diseases: The Leading Causes of Death and Disability in the United States». Centers for Disease Control and Prevention. Modificado por última vez el 23 de febrero de 2016, https://www.cdc.gov/chronicdisease/overview/.

Feldsher, Karen. «Take It to Heart: Positive Emotions May Be Good for Health». Harvard T. H. Chan School of Public Health. https://www.hsph.harvard.edu/news/features/positive-emotions-health-kubzansky-html/.

Frawley, David. «The Purusha Principle of Yoga». Fragmento del libro *Yoga and the Sacred Fire* [El yoga y el fuego sagrado]. American Institute of Vedic Studies. 13 de junio de 2012. https://vedanet.com/2012/06/13/the-purusha-principle-of-yoga.

Hartranft, Chip. *The Yoga-Sutra of Patanjali: A New Translation with Commentary*. [El yoga sutra de Patanjali: nueva traducción comentada]. Boston: Shambhala Publications, 2003.

Hill, Napoleon. *Piense y hágase rico*, Ediciones Obelisco, 2012

Johari, Harish. *Los Chakras: Centros Energéticos de la Transformación (Inner Traditions)* 1995.

Judith, Anodea. *Chakras: las ruedas de la vida*, Arkano Books, 2017.

Krznaric, Roman. «The Ancient Greeks' Six Words for Love (and Why Knowing Them Can Change Your Life)». *Yes!*, 27 de diciembre de 2013. http://www.yesmagazine.org/happiness/the-ancient-greeks-6-words-for-love-and-why-knowing-them-can-change-your-life.

Lad, Vasant. *Textbook of Ayurveda*. Vol. 3, *General Principles of Management and Treatment*. [Manual de Ayurveda. Volumen 3, Principios generales de gestión y tratamiento]. Albuquerque, NM: Ayurvedic Press, 325-327.

Le Page, Lillian, y Joseph Le Page. *Yoga Toolbox for Teachers and Students: Yoga Posture Cards for Integrating Mind, Body & Spirit*. [Caja de herramientas de yoga para profesores y estudiantes: Tarjetas de posturas de yoga para integrar mente, cuerpo y espíritu]. Santa Rosa, California: Integrative Yoga Therapy, 2005.

New Believer's Bible: First Steps for New Christians. [La Biblia del nuevo creyente: Primeros pasos para nuevos cristianos]. New Living Translation. Carol Stream, IL: Tyndale House Publishers, 1996, 2006.

Radin, Dean. «Attaining the Siddhis: Twenty-Five Superhuman Powers You Can Gain through Practicing Yoga and Meditation». *Conscience Lifestyle*. http://www.consciouslifestylemag.com/siddhis-attain-yoga-powers/.

Ram, Bhava. *The 8 Limbs of Yoga: Pathway to Liberation*. [Las ocho ramas del yoga: el camino a la liberación]. Coronado, California: Deep Yoga, 2009.

Swami Jnaneshvara. «Yoga Sutras 4.13–4.14: Objects and the Three Gunas». Swamij.com. http://www.swamij.com/yoga-sutras-41314.htm.

Venusia, Anjani. «The 3 Gunas: Satva, Rajas, Tamas». http://initiateayurveda.blogspot.com/p/3-gunas-satva-rajas-tamas.html.

ACERCA DE LA AUTORA

Michelle S. Fondin es propietaria de Fondin Wellness, donde ejerce como consejera de estilo de vida ayurvédico y como profesora de yoga y meditación. Diplomada en Ciencia Védica por el Chopra Center, ha trabajado con el doctor Deepak Chopra en dicho centro en eventos de enseñanza de yoga y meditación. Su nueva pasión es crear videos para YouTube y ha descubierto que esto no solo le permite ayudar a los espectadores, sino que satisface su gusto por estar delante de una cámara. Cuando Michelle no está escribiendo, enseñando o filmando, le gusta viajar, pasar tiempo con sus hijos adolescentes, correr medias maratones e ir a bailar salsa.

Suscríbete al canal de Michelle en YouTube para ver videos sobre salud y bienestar:

www.youtube.com/c/MichelleFondinAuthor